Dr. Sunaina

Manejo contemporâneo da má oclusão de classe III em pacientes em crescimento

Dr. Sunaina

Manejo contemporâneo da má oclusão de classe III em pacientes em crescimento

ScienciaScripts

Imprint
Any brand names and product names mentioned in this book are subject to trademark, brand or patent protection and are trademarks or registered trademarks of their respective holders. The use of brand names, product names, common names, trade names, product descriptions etc. even without a particular marking in this work is in no way to be construed to mean that such names may be regarded as unrestricted in respect of trademark and brand protection legislation and could thus be used by anyone.

Cover image: www.ingimage.com

This book is a translation from the original published under ISBN 978-620-8-41798-7.

Publisher:
Sciencia Scripts
is a trademark of
Dodo Books Indian Ocean Ltd. and OmniScriptum S.R.L publishing group

120 High Road, East Finchley, London, N2 9ED, United Kingdom
Str. Armeneasca 28/1, office 1, Chisinau MD-2012, Republic of Moldova, Europe
Managing Directors: Ieva Konstantinova, Victoria Ursu
info@omniscriptum.com

Printed at: see last page
ISBN: 978-620-8-55166-7

Índice

Introdução

O crescimento é um processo lento, tal como a mudança de comportamento.
O terapeuta deve ser paciente com o processo.
.... Garry L. Landreth

Na sociedade moderna, há uma grande ênfase na atratividade e beleza facial, um dos problemas que afecta negativamente a estética facial e do sorriso é a presença de má oclusão.[1] A má oclusão de classe III mostra o notável detrimento da estética facial,[2] a má oclusão de classe III foi descrita já no século XVIII por Bourdet que chamou "a atenção para a deformidade em crianças com queixos salientes". No século XIX, Delabarre utilizou os termos "edge-to-edge" e "underbite" para descrever a má oclusão. Muitos outros termos descritivos têm sido utilizados na literatura para designar a má oclusão, tais como oclusão mesial, pré-normal, progenética, macrognática e sobremordida mandibular.3

As más oclusões de Classe III são caracterizadas como uma displasia facial produzida pela desarmonia do crescimento excessivo da mandíbula em tamanho, forma e posição em relação à maxila e/ou base do crânio[4]. Existe uma escassez de dados sobre as caraterísticas de crescimento das más oclusões de Classe III, não só devido à prevalência relativamente baixa desta má oclusão nos diferentes grupos étnicos, mas também devido à necessidade bem reconhecida de intervenção precoce, tanto por parte do público como dos profissionais de medicina dentária.

A etiologia da má oclusão de Classe III é muito variada e complexa. Tweed dividiu as más oclusões de Classe III em duas categorias: categoria A para uma pseudo-classe III com uma mandíbula normal e uma maxila subdesenvolvida, e categoria B para uma má oclusão esquelética (verdadeira) de Classe III com uma mandíbula grande. [5] O diagnóstico e o tratamento da desarmonia dentofacial de Classe III representam um desafio significativo para os clínicos. O potencial de crescimento de um paciente com Classe III pode afetar diretamente o resultado do tratamento; assim, é importante determinar, se possível, o potencial de crescimento do paciente para aumentar o sucesso.[6]

Uma forma sistemática de diagnosticar a má oclusão de Classe III pode ajudar a identificar os doentes que podem responder favoravelmente a um tratamento ortopédico precoce. Para a avaliação dentária, é obrigatório verificar se a relação molar da Classe III é acompanhada por uma sobressaliência negativa, uma sobressaliência positiva ou uma relação incisal de ponta a ponta juntamente com incisivos mandibulares retroinclinados, o que normalmente significa uma má oclusão de Classe III compensada[7]. Para a avaliação funcional, o ortodontista deve verificar se existe uma discrepância na relação cêntrica (RC) ou na oclusão cêntrica (CO). A gravidade das más oclusões de Classe III varia desde problemas dentoalveolares com postura anterior da mandíbula até verdadeiros problemas esqueléticos com discrepâncias maxilomandibulares significativas. Para além disso, a condição pode ser complicada por problemas de crescimento vertical.[8]

Uma das razões pelas quais os clínicos são por vezes relutantes em efetuar um tratamento ortopédico precoce em pacientes com Classe III é a incapacidade de prever o crescimento mandibular. A correção precoce da má oclusão permite um ambiente de crescimento favorável para o desenvolvimento dentofacial e pode ajudar a prevenir a progressão para uma má oclusão mais grave no final da adolescência.[2] Até à data, as investigações têm-se centrado principalmente nas modalidades de tratamento e nos resultados, com inconsistências no momento, duração e tipo de tratamento.[9] O sucesso do tratamento ortodôntico em pacientes com uma má oclusão de Classe III em desenvolvimento depende do crescimento individual e do momento da intervenção ortodôntica ou ortopédica. Os pacientes com pseudo-maloclusões de Classe III e um desvio mandibular podem ser tratados com sucesso com aparelhos ortodônticos de rotina, e os resultados podem ser mantidos a longo prazo.[10]

Os pacientes jovens com hipoplasia maxilar são normalmente tratados com uma máscara facial, a tração anterior pesada é aplicada na maxila para estimular o seu crescimento e para restringir ou redirecionar o crescimento mandibular. A terapia de expansão rápida da maxila e máscara facial (ERM/FM) é normalmente indicada para o tratamento da má oclusão de Classe III associada à retrusão esquelética da maxila. Os efeitos produzidos por esse protocolo de tratamento incluem maior convexidade do perfil facial devido ao deslocamento da maxila para frente, rotação da mandíbula no sentido horário, proclinação dos incisivos superiores e rotação do plano palatino no sentido anti-horário[11]. Para produzir maiores efeitos esqueléticos, tem sido defendido o tratamento precoce da ERM/FM.

A maior protracção sagital da maxila na expansão e constrição rápida alternada da maxila (Alt-RAMEC) pode dever-se ao efeito de afrouxamento das suturas circum-maxilares.[12] Podem esperar-se alterações dentárias e de tecidos moles significativas em pacientes jovens de Classe III tratados com movimentação ortodôntica de camuflagem. Uma gama mais ampla de displasias esqueléticas pode ser camuflada com a movimentação dentária sem efeitos deletérios para o periodonto.[13]

A terapia de protracção maxilar ancorada no osso (BAMP) utilizando miniplacas na dentição permanente precoce oferece a possibilidade de aplicar forças ortopédicas diretamente na maxila e na mandíbula, evitando efeitos dentários. (De Clerck et al., 2009, 2010

Definição

1- Ângulo:

A relação dos maxilares era anormal, todos os dentes inferiores ocluídos mesialmente à largura normal de um pré-molar ou até mais em casos extremos. Esta classificação é uma descrição fenotípica que utiliza os primeiros molares e os caninos. Nada tem a ver com as bases esqueléticas maxilar e mandibular.

2- Classificação britânica:

Esta definição baseia-se na relação incisiva em que o bordo incisal inferior se encontra anteriormente ao planalto do cíngulo da superfície palatina dos incisivos superiores.[15]

3- Sassouni:

A má oclusão de Classe III pode ser definida como a presença desfavorável de caraterísticas dos tipos mordida aberta e mordida profunda. Em comum com o tipo de mordida profunda, a Classe III esquelética tem um pequeno ângulo da base do crânio que traz a fossa glenoide (e, portanto, os côndilos) mais anteriormente em relação à sela túrcica. A mandíbula é mais típica do tipo mordida aberta com um grande ângulo goníaco. O palato é carateristicamente inclinado para cima no PNS e para baixo no ANS, o que geralmente leva o molar superior a um nível mais alto. O resultado desse conjunto de desvios, quando presentes em conjunto, mesmo na ausência de desproporções dimensionais, é propício para uma retrusão maxilar, uma protrusão mandibular, ou ambas[16].

Revisão da literatura

1. Sassouni,(1969), a classificação dos tipos faciais definida pela AJOD permite a avaliação das diferenças fisiológicas e é utilizada para distinguir a má oclusão esquelética da dentária.
2. Mitani, Sato, e Sugawara, (1993), AJODO relataram que as caraterísticas morfológicas do prognatismo mandibular foram estabelecidas antes do pico de crescimento puberal. O incremento total de crescimento de cada componente da face prognata é aproximadamente o mesmo que o da face normal. A face de Classe III, com mandíbula e maxila aumentadas dentro da faixa normal de tamanho e posição, mostra uma forma de mudança de crescimento bastante semelhante à da face normal após o pico de crescimento puberal.
3. K. K. K. Lew e W. C. Foong,(1993),Br.J.Orthod.- concluíram que os subtipos e as percentagens nas verdadeiras más oclusões de Classe Ill em chineses, utilizando o SNA/SNB como critério, eram apenas hiperplasia mandibular, 38·75 por cento; hipoplasia maxilar apenas, 22·5 por cento. Não houve diferença significativa entre a incidência nos subtipos quando os critérios angulares (SNA/SNB) ou lineares (linha de McNamara para o ponto A/B) foram usados para avaliar as relações esqueléticas ântero-posteriores da mandíbula.
4. Miyajima et al, (1997), AJODO - estimou o crescimento e o desenvolvimento das estruturas craniofaciais em mulheres não tratadas com má oclusão de Classe III e mordida cruzada anterior. Concluíram que a maxila era retrusiva nos primeiros estágios de desenvolvimento e permanecia numa relação relativamente constante com as estruturas da base do crânio ao longo do desenvolvimento.
5. Baccetti et al,(1998),AJODO-evaluated O tratamento da má oclusão de Classe III com expansão maxilar e máscara facial na dentição mista precoce induziu alterações mais favoráveis no esqueleto craniofacial em comparação com um tratamento semelhante iniciado na dentição mista tardia.
6. Baccetti, Franchi, e McNamara,(2OOO),AJODO-avaliam que um aumento significativo no crescimento sagital da maxila foi observado apenas quando o tratamento foi realizado no início da dentição mista. Também foi encontrado um efeito restritivo na taxa de crescimento mandibular associado a uma direção mais

para cima e para frente do crescimento condilar.

7. Andria, Leite, Prevatte, King, (2004), Angle Orthod - concluíram que o ângulo de sela , por si só, não parece ter qualquer significância estatística para a posição do mento no perfil, para as relações dos incisivos, para os pontos alveolares A e B, ou para o tempo de tratamento. A base craniana anterior não parece ter qualquer relação estatisticamente significativa com a posição do mento no perfil, com o componente alveolar mandibular, com as relações dos incisivos ou com o tempo de tratamento. Em contraste, o ângulo da base posterior do crânio tem uma correlação negativa estatisticamente significativa com o ângulo facial esquelético e o ponto alveolar, refletindo uma posição esquelética e alveolar mais posterior da mandíbula.
8. Peter Ngan,(2004), Hong Kong Dental Journal - O tratamento precoce de pacientes de Classe III com deficiência maxilar utilizando aparelhos como a máscara facial de protracção pode melhorar a estética facial durante os anos de crescimento. O tratamento com máscara facial pode ser usado como uma ferramenta para prever o crescimento mandibular excessivo.

9. Watanabe et al (2005), AJODO- uma alta ocorrência de prognatismo mandibular foi observada em famílias de pacientes Classe III esqueléticos tratados ortognáticamente, sugerindo uma profunda influência genética. A proporção de parentes de primeiro grau afectados foi mais do que o dobro dos parentes de segundo grau (17,5% e 7,6%, respetivamente).
10. Franchi e Baccetti, (2005), Orthod Craniofacial res- A largura da maxila foi menor em ambos os indivíduos Cl-II e Cl-III em comparação com o normal, conforme medido convencionalmente. A análise da TPS revelou compressão no plano transversal e extensão no plano vertical. Nos indivíduos com Cl-II e Cl-III, a largura da maxila era menor em 2,5 e 4 mm, respetivamente.
11. Baccetti, Franchi, e McNamara, Jr,(2007), Semin Orthod- Concluíram que a desarmonia da Classe III mostra uma tendência significativa para piorar com o crescimento, conforme avaliado por meio da parte longitudinal do estudo. A persistência de caraterísticas típicas de crescimento da Classe III muito além do surto de crescimento adolescente até o início da idade adulta foi confirmada pelos

resultados do grande estudo transversal. Um longo período de crescimento mandibular ativo, a ausência de qualquer crescimento de recuperação na maxila e a direção significativamente mais vertical do crescimento facial durante o final da adolescência parecem ser aspectos desfavoráveis da má oclusão de Classe III em ambos os sexos durante os estágios pós-púberes.

12. Proff, Will, Bokan, Fangha" Nel, Gedrange,(2008),Angle Orthod - avaliou que o comprimento mandibular em relação ao comprimento da base anterior do crânio está aumentado na Classe III esquelética , enquanto o comprimento maxilar não é consistentemente afetado. A redução do comprimento total da base do crânio observada na Classe III esquelética resulta, aparentemente, de várias alterações locais menores, e não do encurtamento das pernas anteriores e/ou posteriores da base do crânio. A flexão da base do crânio é claramente mais proeminente na Classe III esquelética. Tentativamente, este facto está relacionado com alterações na base posterior do crânio e com a deslocação anterior dos côndilos e da mandíbula. A correlação linear entre a morfologia da base do crânio e a relação maxilo-mandibular é apenas modesta em diferentes classes de má oclusão.
13. JAMES A. MCNAMARA,(2009),JCO- descreveu a técnica de combinar um aparelho de expansão palatina rápida ligado, uma máscara facial ortopédica, e elásticos de força pesada no tratamento de desenvolvimento de más oclusões de Classe III.
14. Frazier-Bowers et al,(2009),J Dent Res- As análises de pedigree e de ligação revelaram que o fenótipo da Classe III (principalmente deficiência maxilar) segrega de forma autossómica dominante, e que 5 loci (1p22.1, 3q26.2, 11q22, 12q13.13, e 12q23) são sugestivos de ligação. Os genes candidatos na região 12q23 (ZLR=2,93) incluem IGF1, HOXC e COL2A1. Os resultados do cromossoma 1 (ZLR=2,92) foram semelhantes aos relatados anteriormente numa coorte asiática com prognatismo mandibular, sugerindo que um elemento genético comum a montante pode ser responsável tanto pelo prognatismo mandibular como pela deficiência maxilar.
15. De Clerck et al, (2009), as miniplacas de titânio JOMS utilizadas para a ancoragem oferecem agora a possibilidade de aplicar forças ortopédicas puras de origem óssea entre a maxila e a mandíbula durante 24 horas por dia, evitando quaisquer

compensações dentoalveolares que normalmente ocorrem com uma terapia de máscara facial.

16. Sugawara et al,(2012) ,AJODO - relataram que os critérios para a seleção de um tratamento de 1 fase ou de 2 fases dependem inteiramente das necessidades do doente. No mesmo resultado biológico, a base para optar por um determinado regime de tratamento pode ser complicada. Os factores culturais, ambientais e psicossociais têm de ser considerados com mais cuidado.

17. Paula et al,(2013),Braz.Dent.J.- avaliaram que a má oclusão de Classe III deve ser interceptada o mais precocemente possível para permitir a direção do crescimento, principalmente quando a maxila é o fator etiológico primário ou fatores dentários e/ou funcionais estão envolvidos. A intervenção precoce, a indicação adequada de aparelhos e a

a conformidade são factores-chave para bons resultados.

18. López BDF et al,(2015), Revista Mexicana de Ortodoncia - mencionou os pontos importantes do tratamento, bem como diferentes desenhos de aparelhos para a má oclusão precoce de pseudo-classe III.

19. Peter Ngan e Won Moon,(2015),AJODO-descrito várias opções de tratamento de gestão de classe 3 e Implicação de exames de tomografia computorizada para diagnóstico tridimensional e planeamento de tratamento.

20. Abdolreza,(2016), Advanced Oral Maxillofac Surg - Em pacientes em crescimento com deficiência maxilar, o avanço da maxila por forças ortopédicas pode ser considerado uma opção de tratamento viável. Foram descritas várias técnicas, tanto intraorais como extraorais, bem como a aplicação direta de forças através de implantes colocados nos processos zigomáticos, com bons resultados.

21. Amnaj Likitkulthanaporn, et al,(2017), M Dent J - A retrusão do terço médio da face e a má oclusão são preocupações para pacientes com fissura labiopalatina operada. Devido à possível influência da gravidade da fenda no crescimento da maxila, os pacientes com fissura labiopalatina podem ter uma posição maxilar relativamente retruída com tendência para a má oclusão de Classe III, mesmo após a palatoplastia.

22. Jaradat, JAMMR, (2018) - Existem variações na estabilidade a longo prazo das várias abordagens de modificação do crescimento para a má oclusão de classe III.

A utilização de miniplacas de titânio permitiu alterações esqueléticas equivalentes e favoráveis, sem efeitos dento-alveolares indesejados.

23. TAKANE,(2018), JCO- A não correção de uma pseudo-classe III numa idade precoce pode levar ao estabelecimento de uma má oclusão esquelética de classe III. Os resultados oclusais e estéticos satisfatórios foram atribuídos a uma compensação dentoalveolar significativa e a uma excelente adesão do paciente
24. Zere et al,(2018),Clinc.Cosm.Inv.Den- descreveu que o espetro de complicações da má oclusão de Classe III varia em gravidade desde problemas dentoalveolares com desvio anterior funcional da mandíbula até verdadeiros problemas esqueléticos com graves discrepâncias maxilomandibulares, o que torna seu diagnóstico altamente desafiador em crianças em crescimento. A preocupação com o tratamento precoce e a necessidade de cuidados interceptivos no caso da má oclusão de Classe III sempre foi um dilema, sabendo que nem todos os problemas serão resolvidos nestes casos até que o crescimento maxilomandibular esteja mais completo, e o resultado a longo prazo de várias abordagens de tratamento pode depender da tendência de crescimento de um indivíduo.
25. Bedolla et al,(2018),IJDS- avaliaram que o tratamento precoce do SCIII -durante a fase de dentição decídua-, com a máscara facial mais um aparelho de ERM com blocos de mordida pode proporcionar um ambiente mais favorável para as estruturas craniofaciais e dentárias, alcançando mudanças funcionais e estéticas satisfatórias e estáveis a longo prazo, e potencialmente para diminuir o risco de uma futura cirurgia ortognática.
26. Ngan e Musich, (2019), APOS Trends Orthod - resumiram a investigação atual sobre os 4 Rs da tomada de decisão que importam: pontos de referência, razões, recursos e substituição.
27. Doulath A et al,(2019) ,J.Sci.Den - série de casos explica duas modalidades de tratamento diferentes para pacientes em crescimento com má oclusão esquelética de classe III com mordida cruzada anteriorOs avanços recentes e a combinação dos mecanismos de tratamento disponíveis, juntamente com a experiência no diagnóstico e planeamento do tratamento, podem aumentar o sucesso no tratamento da classe III esquelética em pacientes em crescimento.
28. Martínez-Smit et al,(2019),KJO- relataram o uso bem-sucedido de expansões e constrições rápidas alternadas da maxila com uma combinação híbrida de miniplaca mandibular-hirax e tratamento ortodôntico simultâneo para

o tratamento da má oclusão grave de Classe III devido a hipoplasia maxilar.

29. Minase et al, (2019), Prog.Orthod - O aparelhoRTBLP-RME teve um impacto não significativo, mas maior no avanço maxilar e mais retenção no posicionamento posterior da mandíbula com compensação dentária mínima em comparação com o aparelho FM-RME.

30. Tripathi T, Kalra S, Rai P,(2020), Dental Press J Orthod - O caso de hipoplasia maxilar com uma assimetria facial em desenvolvimento foi tratado com sucesso com terapia de máscaras faciais ancoradas no osso e com a eliminação de interferências oclusais com oclusão guiada. O bloqueio duplo reverso na fase de retenção manteve o resultado alcançado.

31. Lim et al,(2021), Angle Orthod - um caso tratado através do aparelho biocriativo em ferradura CHS com terapia leve de elásticos intermaxilares Classe III exibe alterações ortopédicas semelhantes no complexo maxilar e mais alterações dentárias nos dentes anteriores inferiores em comparação com a terapia com máscara facial.

32. Qureshi e Chaudhari, (2022), J.Orthod. Sci - O tratamento bem-sucedido de um paciente Classe III em crescimento foi feito usando máscara facial e terapia ortodôntica fixa. A decisão de continuar com a terapia ortodôntica fixa foi baseada no rácio GTRV favorável. Ortopedia protração da maxila é considerada a melhor abordagem em pacientes Classe III em crescimento com deficiência maxilar.

Incidência

A incidência das más oclusões de Classe III varia em diferentes grupos étnicos. Tal como indicado por estes estudos, a prevalência da má oclusão de Classe III tem uma predileção racial, sendo a prevalência mais elevada em indivíduos de ascendência asiática e a mais baixa em indivíduos de ascendência europeia. A prevalência da má oclusão de Classe III na população chinesa foi estimada em 12%.[1]7

A incidência das más oclusões de Classe III na população japonesa não foi investigada em pormenor. Em vez disso, foram estabelecidas estimativas de prevalência na população japonesa de mordida cruzada anterior e relações de borda a borda. Estes padrões podem ser caraterísticas indicativas de uma má oclusão de Classe III e foram estimados em 2,7% a 7,4% e 2,3% a 13%, respetivamente. Se a frequência de ocorrência destas duas manifestações de má oclusão de Classe III for combinada, então uma percentagem substancial da população japonesa tem caraterísticas de má oclusão de Classe III[18].

Também foi relatado um aumento da prevalência da má oclusão de Classe III na população da Arábia Saudita e do Médio Oriente, que atingiu 9,4%[19]. Em comparação com as pessoas de ascendência asiática ou do Médio Oriente, as más oclusões de Classe III são observadas com menos frequência em pessoas de ascendência do Norte da Europa. As estimativas da má oclusão nestas populações variam entre 0,8% e 4,2% [20-22], com uma prevalência ligeiramente mais elevada em homens de ascendência sueca, que foi registada como sendo de 6% [22]. A prevalência da má oclusão de Classe III também foi investigada nas populações da América Europeia e da América Africana e foi estimada em 0,8% e 0,6-1,2%, respetivamente[23]. A prevalência da má oclusão de Classe III na Índia é de 3,4%[24]

Estas variações na prevalência da má oclusão nos diferentes grupos étnicos levaram a diferenças nos dados de investigação que estão a ser produzidos relativamente à má oclusão em algumas partes do mundo.

Caraterísticas

Nos primórdios da Ortodontia, um indivíduo que exibisse uma má oclusão de Classe III era rotineiramente diagnosticado como tendo prognatismo mandibular. Essa designação rotulava ipso facto a mandíbula como a culpada ou o componente aberrante da apresentação craniofacial do paciente. O prognatismo mandibular pode estar presente em indivíduos com uma má oclusão de Classe III, mas isso representa apenas uma parte do espetro dos diferentes componentes da má oclusão. Vários investigadores demonstraram que podem existir vários tipos de padrões esqueléticos em indivíduos com uma má oclusão de Classe III. As caraterísticas da má oclusão de Classe III envolvem todo o complexo facial com factores que actuam em sinergia, isoladamente ou de forma a anularem-se mutuamente. O tamanho e as posições relativas da base do crânio, da maxila, da mandíbula, a posição da articulação temporomandibular e qualquer deslocamento do maxilar inferior afectarão as relações sagitais e verticais dos dentes. Por conseguinte, várias combinações ou anomalias diferentes nestes componentes podem culminar na apresentação de uma má oclusão de Classe III.

1. Sanborn[25] no seu estudo com 42 indivíduos adultos de ambos os sexos, identificou as seguintes caraterísticas da má oclusão de Classe III:

42.5 %: Protrusão mandibular efectiva, com a maxila dentro dos limites normais de protrusão.

33%: A retrusão maxilar estava presente sem prognatismo mandibular.

9.5%: Ambas as posições maxilar e mandibular estão dentro dos limites normais.

9.5%: Combinação de retrusão maxilar e prognatismo mandibular.

2. Dietrich[23] estudou as variáveis cefalométricas das más oclusões de Classe III na dentição permanente e encontrou:

37.5%: Retrusão maxilar sem prognatismo mandibular

31%: Protrusão mandibular com uma maxila normal

24%: Maxila e mandíbula dentro do intervalo normal de proeminências.

3. Jacobson [19], na sua amostra de 149 doentes de ambos os sexos, referiu as

diferenças entre os sexos e entre os casos de Classe III em crianças e adultos, tendo constatado o seguinte

49%: Protrusão mandibular com maxila normal.

26%: Retrusão maxilar com mandíbula normal.

14%: Protrusão normal da maxila e da mandíbula.

4. Ellis[24], na sua amostra cefalométrica de 302 pacientes adultos de ambos os sexos, encontrou:

30%: Combinação de retrusão maxilar e protrusão mandibular.

19.5%: Retrusão maxilar com proeminência mandibular normal.

19.1%: Protrusão mandibular com uma maxila normal.

5. Guyer[26] na sua amostra cefalométrica de 144 crianças, demonstrou que o comprimento da base posterior do crânio era consideravelmente maior nos indivíduos da Classe III, os maxilares da Classe III eram geralmente mais retrusivos e mais curtos. O comprimento efetivo da mandíbula da Classe III era mais longo e mais prognático em comparação com os controlos da Classe I.

6. Battagel[27] estudou as caraterísticas cefalométricas retrospetivamente na sua amostra de 495 crianças de ambos os sexos. Confirmou a etiologia multifatorial da má oclusão de Classe III como uma redução do ângulo da base do crânio, uma maxila mais curta e mais retrusiva, um excesso de comprimento mandibular global, com um aumento específico do comprimento do corpo mandibular com a articulação mandibular mais ventralmente colocada.

7. Tollaro [28] também investigou as caraterísticas morfológicas da má oclusão de Classe III na dentição decídua. A sua amostra consistiu em 69 indivíduos de Classe III e comparou-a com uma amostra de más oclusões de Classe I. Verificou que a base craniana anterior estava significativamente reduzida nas crianças com Classe III, com um aumento no comprimento do ramo mandibular e do corpo na amostra de Classe III, em comparação com a amostra de controlo.

8. Chang [29], na sua amostra de 40 crianças chinesas da Classe III na dentição decídua, também demonstrou que os componentes esqueléticos da má oclusão da Classe III, que diferiam dos controlos da Classe I, incluíam um aumento significativo no comprimento mandibular em associação com uma posição mais avançada da mandíbula. A maxila estava ligeiramente para trás na sua amostra de Classe III, o que ele atribuiu a um comprimento maxilar mais curto.

9. Proff [30], num estudo retrospetivo de 21 variáveis basicranianas de 54 indivíduos com Classe III, com uma amostra de 54 controlos homólogos, concluiu que o comprimento mandibular relativo ao comprimento da base anterior do crânio está aumentado nos indivíduos com Classe III, enquanto o comprimento maxilar não é consistentemente afetado. A redução no comprimento total da base do crânio resulta de várias alterações locais menores, em vez de um encurtamento das pernas anteriores e/ou posteriores da base do crânio. Finalmente, concluiu-se que a flexão da base do crânio é claramente mais proeminente em indivíduos da Classe III. Foi sugerido um distúrbio de desenvolvimento na área da fossa craniana posterior para explicar a morfologia aberrante da base do crânio na Classe III esquelética[31]. Esta sinostose precoce com proliferação deficiente das cartilagens petrosfeno-occipitais, horizontalização fisiológica da base do crânio (ângulo) durante a ontogénese, a chamada ortocefalização, é considerada incompleta[32]. Uma vez que a angulação da base do crânio depende de variações de qualquer uma das pernas [33], a hipótese da horizontalização deficiente, que sugere uma orientação dorsal insuficiente da perna da base posterior do crânio, não é apoiada pelo aumento da flexão da base do crânio por si só, mas apenas em associação com diferenças marcantes de tamanho e forma da base posterior do crânio e deslocamento anterior dos côndilos.

10. Não há muitos estudos disponíveis na literatura sobre a dimensão transversal e as caraterísticas da Classe III. Franchi[34] realizou um estudo comparando a dimensão transversal na Classe II e na Classe III. A amostra da Classe III foi composta por 20 indivíduos de ambos os sexos e foi realizada uma análise cefalométrica póstero-anterior padrão, além de uma análise TPS (Thin-Plate-Spline), comparando-a com um grupo controle de indivíduos Classe I.

Os resultados indicaram que os indivíduos com má oclusão de Classe II ou Classe III exibem diferenças significativas de tamanho e forma na configuração craniofacial no plano frontal, quando comparados com indivíduos com oclusões normais. Estas diferenças de tamanho e forma envolveram principalmente a contração da maxila, tanto a nível esquelético como dentoalveolar e um estreitamento da base do nariz. A redução da largura esquelética da maxila foi associada a um aumento da altura vertical.

Portanto, em suma, as caraterísticas craniofaciais da má oclusão de Classe III podem ser atribuídas a uma desarmonia posicional e dimensional de numerosos componentes do esqueleto craniofacial envolvendo a base do crânio, a maxila e/ou a mandíbula.

Classificações

De acordo com Delaire, a má oclusão de Classe III pode ser classificada como:

1. Retrusão maxilar com retrusão mandibular.
2. Maxila ortognática com mandíbula prognática.
3. Protrusão maxilar e mandibular.
4. Retrusão maxilar com mandíbula ortognática.
5. Retrusão maxilar e mandibular.
6. Retrusão maxilar com protrusão mandibular.
7. Maxila ortognática com retrusão mandibular.
8. Protrusão maxilar com ortognática mandibular.
9. Protrusão maxilar com retrusão mandibular.

De acordo com TWEED, (1966) a má oclusão de Classe III pode ser classificada como:

1. Pseudo classe III
    a. Mandíbula normal
    b. Maxila subdesenvolvida
2. Classe III do esqueleto
    a. mandíbula grande
    b. Maxila subdesenvolvida (ou) normal

De acordo com MOYERS, a má oclusão de classe III pode ser classificada com base na causa:

1. Osseo
2. Muscular
3. Dentária

Clinicamente, a má oclusão de Classe III apresenta-se sob duas formas: (a) a "pseudo ou funcional Classe III", devido a uma interferência precoce no reflexo muscular de encerramento mandibular e (b) a "verdadeira Classe III"

A má-oclusão de Classe III pode ser classificada em má-relação dentoalveolar, pseudo-oclusão de Classe III e má-oclusão esquelética verdadeira. Em pacientes com má relação dentoalveolar, não há discrepância esquelética sagital aparente. O ângulo ANB está dentro dos limites normais. O problema deve-se principalmente à inclinação lingual dos incisivos superiores e à inclinação labial dos incisivos inferiores. Na verdadeira má oclusão de Classe III esquelética com protrusão mandibular/maxila retrusiva, ou uma combinação de ambas, o ângulo ANB nos pacientes de Classe III esquelética é geralmente negativo com um ângulo SNA menor do que o normal e/ou um ângulo SNB maior do que o normal. Infelizmente, variações individuais na flexão da base do crânio e no deslocamento anterior/posterior do Nasion alteram o ângulo ANB[35] Valores cefalométricos alternativos podem ser usados para avaliar a relação anterior/posterior da maxila e da mandíbula (Tabela 1).

Tabela 1: Medidas cefalométricas para avaliação da classe III

Intermaxillary Measurements	Standard (age 6-18 years)
WITS	0 mm (female), -1 mm (male)
Maxillo-Mandibular differences	23 mm (12-year-old)
ANB	2 degrees
Point A to Nasion perpendicular	0-1 mm
Pogonion to Nasion perpendicular	-4 to 0 mm

Estas medidas incluem o Nasion perpendicular ao ponto "A", a avaliação de Wits e o comprimento efetivo da maxila e da mandíbula. Verticalmente, os pacientes com uma base mandibular longa têm normalmente um grande ângulo goníaco. A inclinação incisal neste tipo de pacientes de Classe III é o oposto do problema dentoalveolar da Classe III, ou seja, os incisivos superiores estão inclinados para a vestibular e os incisivos inferiores para a lingual.

Em pacientes com má oclusão pseudoclasse III, Kwong e Lin[36] realizaram um estudo cefalométrico comparando as caraterísticas de pacientes Classe I, pseudoclasse III e Classe III esquelética (Tab. 2).

Tabela 2: Caraterísticas cefalométricas (°) de pacientes com más oclusões de Classe I, psudo Classe III e Classe III verdadeira

Class	Statistics	SNA	SNB	SN-MP	Gonial Angle	U1-SN	L1-MP
Class I	Mean	83.2	80.5	30.6	121.6	107.2	94.3
	S.D.	3.2	3.0	4.3	5.4	6.1	5.5
Psudo Class III	Mean	81.4	81.1	22.0	120.4	109.4	91.7
	S.D.	3.9	3.5	4.8	5.6	5.8	6.8
True Class III	Mean	80.3	81.7	36.0	124.2	111.0	87.6
	S.D.	3.6	3.2	4.2	14.3	5.4	6.7

A maioria das medidas cefalométricas sugeriu que a pseudo má oclusão de Classe III é uma forma intermédia entre a Classe I e a Classe III esquelética. A única exceção foi o ângulo goníaco, que era geralmente mais obtuso na amostra de Classe III esquelética. A medição do ângulo goníaco na amostra de pseudo Classe III foi semelhante à amostra de Classe I, tornando esta medição uma caraterística de diagnóstico fundamental no diagnóstico diferencial entre indivíduos com pseudo e verdadeira Classe III esquelética.

Etiologia

A etiologia da má oclusão de Classe III pode ser classificada como de origem genética ou ambiental. Os poucos estudos sobre a hereditariedade humana e o seu papel na má oclusão de Classe III apoiam a crença de que o crescimento e o tamanho da mandíbula são determinados por factores hereditários. O exemplo mais conhecido é o da família Hapsburg, a antiga família real austro-húngara. A caraterística facial distintiva desta família era o maxilar inferior prognata, o lábio inferior saliente e o caraterístico "nariz de Habsburgo" com a sua proeminente corcova dorsal. Dos 40 membros da família, para os quais existiam registos disponíveis, 33 apresentavam mandíbulas prognáticas21.

Modelos de hereditariedade da má oclusão de Classe III: -

Evidências de estudos populacionais têm demonstrado que a má oclusão de Classe III é fortemente influenciada por factores genéticos, e múltiplos factores ambientais têm demonstrado afetar o crescimento mandibular. Como resultado, assume-se que a má oclusão de Classe III apresenta uma herança poligénica. A herança poligénica ou multifatorial refere-se à herança de uma caraterística fenotípica que pode ser atribuída a dois ou mais genes de suscetibilidade e à sua interação com o ambiente. A análise genética de famílias com o fenótipo da Classe III apoia a hipótese de herança poligénica.

Litton et al[2]8 examinaram as famílias de 51 probandos com má oclusão de Classe III de Angle e descobriram que aproximadamente 13% dos irmãos dos probandos apresentavam a caraterística. Além disso, há uma alta prevalência de má oclusão de Classe III em famílias de pacientes com má oclusão esquelética de Classe III que foram tratados com cirurgia ortognática[37]. Outras evidências foram obtidas através de um estudo com gémeos, que indicou que a taxa de concordância do prognatismo mandibular em gémeos monozigóticos é seis vezes superior à dos gémeos dizigóticos; mais uma vez, isto sugere um modo de herança poligénico". Tanto os estudos familiares como os estudos com gémeos sugerem um modo de herança poligénica como causa primária da má oclusão de Classe III. No entanto, foi relatado um modelo monogénico que se ajusta aos dados de várias famílias nobres europeias não relacionadas que são conhecidas por possuírem este fenótipo. Ao contrário da herança poligénica, a herança monogénica é o resultado de um único gene mutado e segue o padrão mendeliano de herança[38]. Wolff et all[39] analisaram os pedigrees de 13 famílias nobres europeias que apresentavam prognatismo mandibular e verificaram que este fenótipo era determinado por um único gene autossómico dominante.

El-Gheriani et al[40] chegaram a uma conclusão semelhante após analisarem as famílias de 37 pacientes líbios com prognatismo mandibular. Uma pesquisa recente em 2.562 indivíduos de 55 famílias indicou que um gene principal influencia a expressão do prognatismo mandibular e mostra herança mendeliana, mas que fatores ambientais também influenciam a penetrância da caraterística[41].

Análise de ligação e estudo de associação da má oclusão de Classe III

A análise de ligação é realizada para determinar os loci cromossómicos que podem conter genes associados a uma determinada doença ou fonótipo. O objetivo é identificar um marcador genético que é herdado por todos os membros da família que são afectados pela doença ou traço, mas que não é herdado por nenhum dos membros da família não afectados[42]. Durante a análise de ligação, a segregação de regiões cromossómicas marcadas por variantes genéticas é seguida em famílias afectadas para identificar regiões que segregam com a doença ou caraterística[43]. No entanto, esta abordagem só pode fornecer uma localização aproximada do gene de interesse relativamente a um marcador genético, sendo necessários mais estudos de associação para identificar os genes de suscetibilidade. Os resultados das análises de ligação de todo o genoma sugeriram várias regiões cromossómicas que podem abrigar genes de suscetibilidade para a má oclusão de Classe III. Yamaguchi et al[44] foram os primeiros a mapear loci de suscetibilidade nos cromossomas 1p36, 6q25 e 19p13.2 em pares de irmãos afectados de famílias coreanas e japonesas. Recentemente, outro estudo genómico, realizado em quatro famílias hispânicas de origem colombiana, revelou cinco loci sugestivos, nomeadamente Ip22.1, 3q26.2, 11q22, 12q13.13 e 12423[45].

Por conseguinte, existe apoio para a existência de loci de suscetibilidade no cromossoma 1. A região 1p36 alberga genes candidatos posicionais de interesse, que incluem o proteoglicano de sulfato de heparano 2 (HSPG2), a matrilina 1, a proteína da matriz da cartilagem (MATN1) e a fosfatase alcalina (ALPL). Recentemente, foi relatado que a HSPG2 está relacionada com a formação de cartilagem e com anomalias craniofaciais, e a Matnl e a Alpl são consideradas marcadores para a formação de cartilagem e osso, respetivamente[46,47].

Além disso, em estudos sobre o crescimento craniofacial em ratos, foi determinado que loci nos cromossomos murinos 10 e 11 eram responsáveis pelo comprimento mandibular, e estes correspondem às regiões cromossômicas humanas 12q21 e 2p13, respetivamente[48]. Este resultado comparativo apoia a hipótese de que as regiões 12q23 e 12q13 são relevantes para o desenvolvimento craniofacial e podem estar ligadas ao fenótipo de Classe III. Os genes candidatos de interesse estão localizados nestas regiões, que incluem a região homeobox (HOX3), IGF-1 e o gene do colagénio tipo II, alfa 1 (COL2A1). Acredita-se que os genes HOX são fundamentais no desenvolvimento craniofacial[49]; o IGF-1 está comprovadamente envolvido na atividade proliferativa da cartilagem condilar[50]; e o Col2al codifica o colagénio tipo II da cartilagem e é importante para o crescimento craniofacial[51]. Portanto, estudos têm sugerido que os principais genes responsáveis pela má oclusão de Classe III podem estar localizados nos loci cromossômicos 1p36, 12923 e 12q13.

As influências ambientais, como a respiração bucal e a postura da mandíbula para a frente, também têm sido associadas à etiologia da má oclusão de Classe III. No entanto, uma simples causa ambiental parece improvável, sendo a principal etiologia de natureza genética. Algumas causas ambientais que também foram atribuídas incluem pacientes com anomalias cromossómicas, incluindo pacientes com fenda labial e palatina e certas síndromes como a acondroplasia, a síndrome de Aperts e a síndrome de Crouzons.

O aparecimento do padrão retrusivo de Classe III em pacientes com fissura labiopalatina pode ser devido ao efeito cicatricial do reparo labial e palatino, que tem o efeito de restringir o desenvolvimento anteroposterior e transversal da maxila. As síndromes de Aperts e Crouzons são geralmente caracterizadas por sinostose prematura das suturas cranianas, restringindo o crescimento maxilar. Embora a deficiência da face média, caraterística destas síndromes craniofaciais, tenha sido atribuída a factores ambientais, deve notar-se que estas síndromes resultam de um defeito genético cromossómico subjacente, pelo que devem ser classificadas como de origem genética.

Crescimento

Padrão de crescimento esquelético de classe III

Os ossos das extremidades inferiores possuem cartilagem epifisária e são classificados como ossos longos. A mandíbula nunca tem uma cartilagem epifisária como os ossos longos, mas o padrão de crescimento e as caraterísticas morfológicas são semelhantes para a mandíbula e os ossos longos (Fig. 1).[52] No entanto, o processo de crescimento é muito diferente para outros ossos faciais associados a suturas, como a maxila.

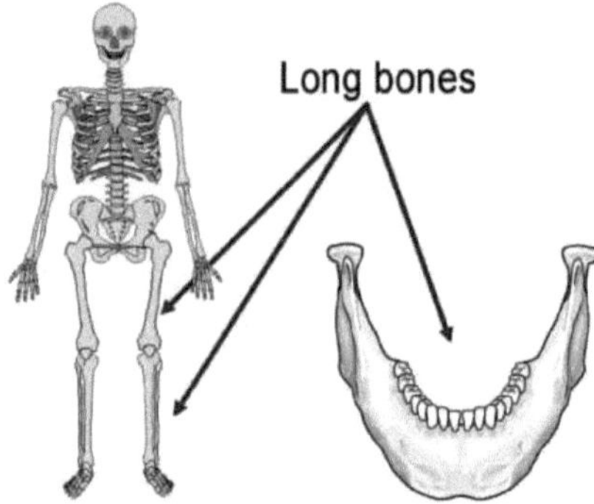

Figura 1: Com base na morfologia geral, os ossos das extremidades inferiores e a mandíbula são classificados como ossos longos.

Relação entre a altura do corpo e o esqueleto craniofacial em indivíduos da classe III do esqueleto

Sato k et al realizaram um estudo sobre a altura do corpo e o comprimento mandibular em indivíduos da Classe III. Utilizando dados longitudinais durante a puberdade, verificaram que a altura média do corpo em 30 mulheres japonesas da Classe III era superior à das mulheres da Classe I de todos os grupos etários. A diferença era de cerca de 2 cm durante o período de crescimento pubertário. A altura média do corpo das mulheres da classe I era aproximadamente a mesma que a altura média do corpo das mulheres japonesas. Estes resultados indicam que os indivíduos da Classe III com mandíbula maior tendem a ser mais altos.[53]

Tempos de maturação do esqueleto em indivíduos da classe III

Utilizando radiografias transversais do punho de mulheres japonesas, foi comparada a relação dos estádios maturacionais entre os indivíduos da classe I e da classe III durante a puberdade. Não se registaram diferenças significativas no aspeto do osso sesamoide ulnar. No entanto, os estádios maturacionais da 3ª falange média e do rádio eram significativamente diferentes aos 8 e 12 anos de idade, indicando uma tendência para uma maturação mais precoce do que nos indivíduos da classe I.[54]

Usando radiografias longitudinais do punho, as mudanças maturacionais exactas foram investigadas na Classe I e na Classe III de acordo com a idade óssea pelo método Tanner-Whitehouse 2 (TW2).[55] (Figura 2) mostra o comportamento maturacional da idade óssea em rapazes japoneses da Classe III e da Classe I. A maturação nos meninos da Classe III foi mais lenta do que a dos meninos da Classe I antes dos 10 anos de idade. Após os 11 anos de idade, a maturação ou idade óssea na Classe III começou a progredir rapidamente.[53] A aceleração da maturação óssea tornou-se gradualmente mais lenta, e eventualmente tornou-se igual à dos meninos da Classe I após os 15 anos de idade. A diferença de maturação foi menor nas raparigas, mas a tendência foi quase a mesma. Estas caraterísticas podem significar que o período pubertário é mais longo nos adolescentes da classe III do que nos da classe I.

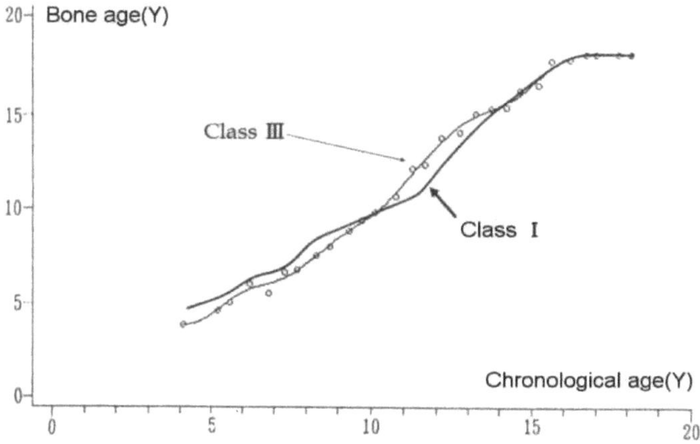

Figura 2: Comportamento maturacional da idade óssea (método TW2) em rapazes japoneses de Classe III e Classe I.

Aumentos de crescimento em indivíduos de classe III durante a puberdade

Alguns estudos mostram que não há diferenças significativas nos incrementos de crescimento facial entre indivíduos de Classe III e Classe I durante o período de crescimento puberal.[55] Tanto dos 9 aos 14 anos nas raparigas como dos 10 aos 15 anos nos rapazes, a quantidade média de incrementos de crescimento maxilar e mandibular não mostrou diferença significativa entre os grupos de Classe III e Classe I. No crescimento puberal tardio (de 14 a 17 anos no sexo feminino e de 15 a 18 anos no sexo masculino), resultados semelhantes foram reconhecidos.[56] Isso significa que já existe uma diferença substancial no padrão facial entre indivíduos Classe III e Classe I antes do surto de crescimento puberal. É importante notar que os pacientes com uma secreção excessiva de hormona de crescimento (acromegalia) também exibiram um padrão de crescimento anormal como os indivíduos da Classe III

Mecanismo de recidiva da mordida cruzada em indivíduos de classe III

É comum observarmos a recidiva da mordida cruzada após o tratamento da 1ª fase em indivíduos da Classe III. No entanto, o incremento do crescimento mandibular não é diferente entre indivíduos de Classe I e Classe III durante a puberdade. Por que é que a oclusão tende a ser instável nos pacientes de Classe III após o tratamento da primeira fase? Foi investigada a diferença no crescimento craniofacial e no perfil esquelético entre a oclusão invertida dos incisivos recidivada e não recidivada (mordida cruzada anterior) em 35 mulheres Classe III tratadas, após o crescimento puberal máximo.[57] A terapia Chincup foi aplicada desde o início do tratamento e foi continuada até que uma mordida anterior normal fosse alcançada. Aos 8 anos de idade, o perfil esquelético mostrou diferenças significativas no comprimento mandibular, ângulo goníaco e comprimento da base ramal posterior entre os grupos recidivado e não recidivado (Figura.3).

A alteração incremental total no comprimento total da mandíbula (Cd-Gn) e na altura facial anterior (N-Me) foi significativamente maior no grupo com recaída, em comparação com o grupo sem recaída, durante o período de crescimento puberal. A alteração incremental no comprimento total da mandíbula e na altura facial anterior foi significativamente maior no grupo com recaída. A alteração incremental total no comprimento da base posterior do crânio (S-Ba) foi significativamente menor no grupo com recaída. Os aumentos na sincondrose esfeno-occipital podem compensar o crescimento diferencial entre a maxila e a mandíbula. Em conclusão, as razões para a recidiva da oclusão em pacientes tratados de classe III esquelética após o crescimento puberal máximo foram atribuídas ao crescimento compensatório insuficiente da base do crânio em comparação com o crescimento excessivo da mandíbula.

Baccetti *et al.* também relataram que a desarmonia da Classe III mostrou uma tendência significativa para piorar com um longo período de crescimento mandibular ativo, combinado com a ausência de qualquer crescimento de recuperação na maxila e/ou compensação com um crescimento facial mais vertical[58].

Outros factores de estabilidade oclusal podem estar envolvidos após o tratamento. Existe uma limitação clínica da força ortopédica, como os aparelhos chincup e de protracção maxilar.

O tratamento ortopédico certamente tem um efeito no crescimento maxilar e mandibular. No entanto, um crescimento significativamente maior da mandíbula do que da maxila, após a remoção do aparelho ortopédico, favorece uma recidiva da má oclusão de Classe III. A força eruptiva dos terceiros molares inferiores pode afetar a inclinação labial dos incisivos inferiores se a mordida anterior não for demasiado profunda.

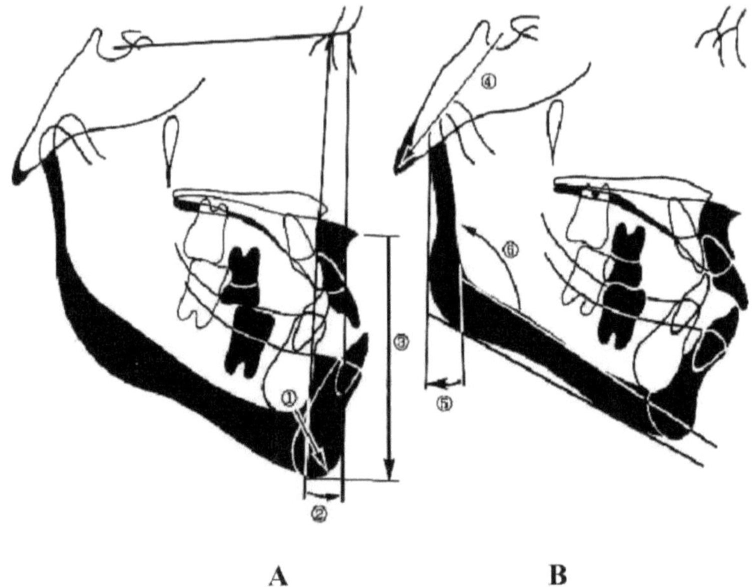

Figura 3: Comparação da alteração facial após a primeira fase de tratamento entre o grupo instável (esquerda) e o grupo estável (direita) [4]. Para o grupo instável (A), os incrementos na mandíbula são grandes; a mandíbula indica rotação no sentido anti-horário e os incrementos na altura facial inferior são grandes. Para o grupo estável (B), os incrementos na base posterior do crânio são grandes; o ramo indica rotação no sentido dos ponteiros do relógio; e o ângulo goníaco torna-se mais pequeno.

AVALIAÇÃO DO CRESCIMENTO E DO PROGNÓSTICO EM DOENTES DA CLASSE III

O prognóstico do tratamento ortopédico para a má oclusão de Classe III esquelética é favorável quando o tratamento é administrado antes do pico de crescimento puberal.[59] No entanto, uma má oclusão de Classe III pode piorar devido ao crescimento se o paciente não for tratado. Portanto, o tratamento precoce é recomendado para a má oclusão de Classe III esquelética para obter uma relação esquelética equilibrada e, ao fazer isso, há uma possibilidade de minimizar a necessidade de tratamento futuro complicado, como a cirurgia ortognática.[60]

Estudos têm sugerido que o resultado pós-tratamento ortopédico pode não ser estável, dependendo do crescimento residual.[61] Quando se espera um crescimento desfavorável, o tratamento não deve ser iniciado na fase inicial ou deve ser adiado até a conclusão do crescimento, porque uma discrepância entre o crescimento da maxila, da mandíbula e da base esquelética durante a fase puberal pode resultar em recidiva das correções que foram alcançadas anteriormente e, como resultado, alguns pacientes podem, em última instância, necessitar de cirurgia ortognática em um estágio posterior.[62] Essa é uma situação dececionante, não só para os pacientes, mas também para os clínicos, e pode ser evitada se uma previsão precisa do eventual prognóstico do tratamento ortopédico precoce para a má oclusão de Classe III esquelética fosse possível antes de iniciar e executar o tratamento. Como resultado, a seleção dos pacientes e a tomada de decisões relativamente à fiabilidade das decisões e ao momento do tratamento seriam muito mais fáceis.[6]3

Assim, a pergunta de um milhão de dólares que se coloca aqui é: É possível prever o crescimento da mandíbula em pacientes com Classe III em crescimento com uma precisão e fiabilidade óptimas? Vários investigadores aceitaram este desafio e tentaram prever o prognóstico da má oclusão de Classe III com base na avaliação do cefalograma único do paciente para caraterísticas morfológicas e análise cefalométrica[64].

Björk, com base na análise de um único cefalograma, definiu sete sinais estruturais de rotação extrema de crescimento da mandíbula no estágio inicial de desenvolvimento. Esses sete sinais são "a inclinação da cabeça do côndilo, a curvatura do canal mandibular e a forma da borda inferior da mandíbula, a largura da sínfise, o ângulo interincisal, o

ângulo intermolar e a altura da face inferior anterior". Apesar de sete sinais estruturais de rotação de crescimento terem sido relatados, a previsão de crescimento da mandíbula ainda permanece um desafio, provavelmente porque o crescimento mandibular mostra grandes variações em termos de quantidade, direção e tempo ou porque o procedimento de previsão é baseado em _ · _ 64
raciocínio.[04]

Diversas variáveis cefalométricas foram identificadas com base na morfologia mandibular por vários estudos para prever os resultados de tratamentos precoces. [65] Esses estudos relataram taxas de sucesso a longo prazo de 50,0% a 71,4% para o tratamento ortopédico da má oclusão esquelética de Classe III. Como os critérios de sucesso do tratamento, as caraterísticas dos pacientes e os momentos de avaliação dos resultados diferiram entre os estudos, as taxas de sucesso relatadas variaram muito e não podem ser generalizadas para todos os pacientes tratados para a má oclusão esquelética de Classe III.

Num estudo recente, Choi et al. avaliaram o sucesso a longo prazo do tratamento ortopédico nas más oclusões de Classe III esqueléticas em crescimento, e verificaram as taxas de sucesso e os modelos de previsão previamente relatados.[(63)] Este grupo de investigação encontrou os mesmos resultados publicados por investigadores anteriores e concluiu que nenhum método ou fator em particular pode prever o sucesso a longo prazo do tratamento ortopédico nas más oclusões de Classe III esqueléticas em crescimento. A avaliação da direção e magnitude do crescimento mandibular e maxilar foi proposta por Musich, utilizando uma série de telerradiografias. Ele propôs a análise GTRV para prever a possibilidade de crescimento mandibular excessivo após tratamento ortopédico intercetivo precoce em pacientes com Classe III. Com base em imensa experiência clínica e extensa pesquisa em má oclusão de Classe III, Ngan descreveu o uso de radiografias cefalométricas seriadas para análise GTRV para prever o crescimento mandibular excessivo[66].

GTRV

De acordo com Ngan, "as mudanças de crescimento horizontal da maxila e da mandíbula são determinadas pela localização dos pontos A e B na radiografia cefalométrica lateral pós-tratamento. Outro cefalograma deve ser tirado durante 2-4 anos de visitas de acompanhamento após o tratamento da má oclusão de Classe III com terapia de máscara facial."[68-69] A ponta incisal do incisivo superior e a ponta da cúspide mesiovestibular do molar superior são usadas como um marco para construir o plano oclusal (O). O ponto A e o ponto B devem ser marcados no cefalograma lateral e a ligação dos pontos A e B perpendicularmente ao plano oclusal permite construir as linhas AO e BO. Utilizando pontos de referência estáveis na estrutura craniana médio-sagital, o násio (N) e a Sella turcica (S), o traçado pós-tratamento com máscara facial (primeiro traçado) é sobreposto na radiografia de acompanhamento e as linhas AO e BO são novamente construídas na radiografia de acompanhamento no plano oclusal do primeiro traçado. A distância entre os pontos A e B dos dois traçados ao longo do plano oclusal representa as alterações de crescimento da maxila e da mandíbula, respetivamente (Fig.5). Após a conclusão das medições, o rácio GTRV para cada paciente pode ser determinado através da fórmula:

GTRV = alterações de crescimento horizontal da maxila/alterações de crescimento horizontal da mandíbula.

Por conseguinte, o GTRV é definido como "as alterações de crescimento horizontal no ponto A dividido pelo ponto B no cefalograma lateral pós-máscara facial e de seguimento". A dividido pelas alterações de crescimento horizontal no ponto B no cefalograma lateral pós-máscara facial e de seguimento". Para um indivíduo com a faixa etária de 6-16 anos e com padrão de crescimento normal, o rácio GTRV é de 0,77. Isto sugere que o crescimento horizontal da mandíbula excede 23% em comparação com a maxila para manter uma relação esquelética normal.

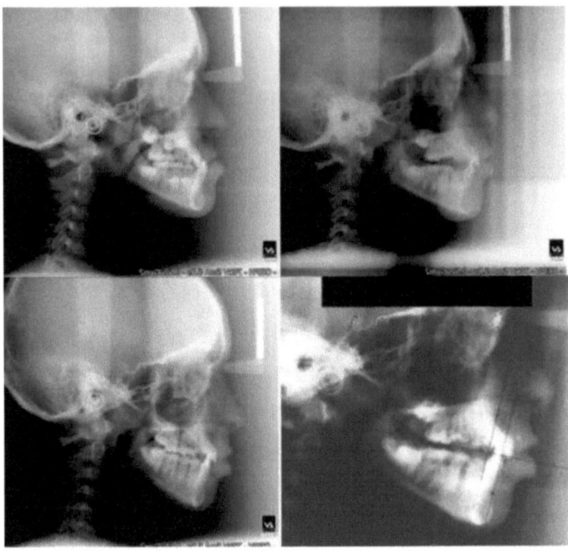

Figura 4: Alterações do crescimento horizontal da maxila e da mandíbula entre os cefalogramas pós-tratamento e de seguimento: **(A)** pré-tratamento, **(B)** pós-máscara facial, **(C)** cefalograma de seguimento, e **(D)** cálculo do GTRV no cefalograma pós-máscara facial e de seguimento.

Abreviatura: GTRV, vetor de resposta ao tratamento do crescimento.

Nos estudos de Ngan e Youssef et al, em pacientes tratados com tratamento ortopédico intercetivo precoce, os rácios GTRV foram significativamente diferentes para casos de sucesso e casos de insucesso. Para os casos bem-sucedidos, a GTRV estava na faixa de 0,33-0,88 (média de 0,45) e para os casos mal-sucedidos estava na faixa de 0,06-0,38 (média de 0,22).7[071] Isso sugere que os indivíduos com má oclusão de Classe III leve a moderada podem ser camuflados ortodonticamente após um tratamento interceptativo precoce bem-sucedido, se a relação GTRV estiver entre 0,33 e 0,88. Os pacientes de Classe III com uma relação GTRV entre 0,33 e 0,38 podem ser considerados como casos limítrofes, que podem ser tratados com sucesso com máscara facial ou se tornarem casos cirúrgicos no final, e seriam melhor avisados da necessidade futura de intervenção cirúrgica, se a relação GTRV for <0,38. Portanto, a análise do GTRV, como sugerido por Ngan, é útil para os clínicos avaliarem o crescimento da mandíbula para prever o prognóstico após o tratamento ortopédico interceptativo precoce da má oclusão de Classe

III [68].

Diagnóstico

DIAGNÓSTICO DIFERENCIAL DA MÁ OCLUSÃO DE CLASSE III

O espetro de problemas da má oclusão de Classe III varia em gravidade desde problemas dentoalveolares com desvio anterior funcional da mandíbula até verdadeiros problemas esqueléticos com discrepâncias maxilomandibulares graves, o que leva a que o seu diagnóstico seja altamente desafiante.[71]

O diagnóstico diferencial das más oclusões de Classe III e da mordida cruzada anterior, numa abordagem passo-a-passo, foi aqui apresentado com base no trabalho dos autores Ngan et al, Battagel e Turley.[71-73]

História de prognatismo mandibular ou mordida cruzada anterior

A primeira pergunta que deve ser feita ao paciente ou aos pais (cuidador) deve ser sobre prognatismo mandibular ou mordida cruzada anterior na família e parentes próximos. Uma história de prognatismo indica uma causa genética de má oclusão de Classe III.

Exame de qualquer alteração funcional

O segundo passo mais importante é aceder à relação da maxila e da mandíbula em relação cêntrica e oclusão cêntrica para determinar qualquer alteração funcional. A relação molar e incisiva neste grupo de más oclusões é um dos critérios de diagnóstico mais importantes. A má oclusão de Classe III com sobressaliência positiva ou relação de incisivos de borda a borda acompanhada por incisivos mandibulares inclinados lingualmente representa uma forma compensada de má oclusão de Classe III. O reposicionamento anterior da mandíbula pode ser devido ao contacto anormal dos dentes em relação cêntrica que força a mandíbula para a frente em oclusão cêntrica.[(74)] Estes indivíduos com pseudo má oclusão de Classe III têm um padrão esquelético de Classe I, perfil ortognático e relação molar de Classe I em relação cêntrica, mas um padrão esquelético e dentário de Classe III em oclusão cêntrica.[75] A eliminação da discrepância da oclusão cêntrica ou da relação cêntrica deve mostrar se é uma simples má oclusão de Classe I ou uma má oclusão de Classe III compensada. Nestes indivíduos, a correção precoce revela-se um ambiente favorável para o crescimento futuro.

Avaliação clínica

Isto deve ser efectuado enquanto o doente está sentado na posição vertical em posição natural da cabeça (NHP) para avaliar as proporções faciais sagitais e verticais. O perfil do doente deve ser avaliado em PNC utilizando "uma linha que desce da ponte do nariz até à base do lábio superior e uma segunda linha que se estende desse ponto para baixo até ao queixo. Um perfil reto ou côncavo em pacientes jovens indica uma relação esquelética de Classe III da mandíbula."[75] Da mesma forma, a dimensão transversal deve ser avaliada para avaliar quaisquer assimetrias faciais ou dentárias. O exame da articulação temporomandibular, da musculatura oral e dos tecidos moles e duros intra-orais também deve ser efectuado.

A avaliação da mordida cruzada anterior com o objetivo de diferenciar uma verdadeira má oclusão de Classe III de uma pseudo-classe III foi descrita por Ngan et al, e o esquema de diagnóstico dado pode ser adaptado (Fig.5).[71]

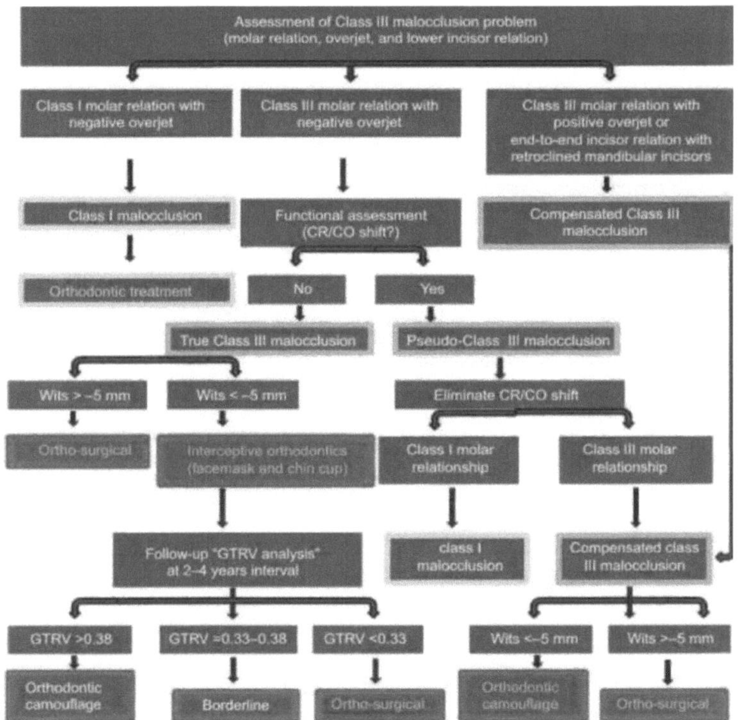

Figura 5. Resumo das diretrizes de prática clínica para o desenvolvimento da má oclusão de Classe III.
Abreviaturas: CR, relação cêntrica; CO, oclusão cêntrica; GTRV, vetor de resposta ao tratamento do crescimento.

Análise do cefalograma lateral

As melhores análises para a avaliação cefalométrica da má oclusão de Classe III são aquelas que correlacionam a maxila com a mandíbula e cada uma delas com a base anterior do crânio. São elas: ANB (2°), Wits (0mm), diferencial maxilomandibular (medida linear do côndilo ao ponto A e do côndilo ao gnátio: 23mm para 12 anos), násio perpendicular ao ponto A (+2,3mm) e násio perpendicular ao pogônio (0mm). Os valores de cada uma das medidas cefalométricas aqui apresentadas são para indivíduos normais.

Verificou-se na análise discriminante que a avaliação "Wits" é o fator mais importante na tomada de decisões, desde o tratamento ortodôntico de camuflagem até às opções cirúrgicas.[73]

Uma avaliação de "Wits" de 0 a -5 mm pode ser sugestiva de um problema de Classe III a ser resolvido por meio de tratamento ortodôntico de camuflagem com máscara facial ou terapia com mentoneira[74].

Uma avaliação "Wits" entre -4 e -12 mm requer uma análise mais aprofundada do vetor de resposta ao tratamento do crescimento (GTRV), utilizando radiografias cefalométricas em série, antes de se poder tomar uma decisão sobre se se deve camuflar ou esperar por um crescimento abrangente antes do tratamento cirúrgico[75].

O sistema facial 3dmd é a ferramenta certa para medições lineares e de superfície com aplicações potencialmente vastas em ortodontia, planeamento de tratamentos cirúrgicos e avaliação de tratamentos. Em muitos estudos, foi referido que este sistema fornece resultados mais precisos em termos de fiabilidade e reprodutibilidade em comparação com as medições antropométricas diretas e as fotografias faciais 2D.

A análise dos tecidos moles é um dos tipos de análise mais importantes para o diagnóstico e planeamento do tratamento em Ortodontia, bem como para a avaliação dos resultados do tratamento. Até agora, a análise dos tecidos moles era efectuada

Nas fotografias tiradas no início do tratamento e nas radiografias cefalométricas laterais . No entanto,

O facto de tanto as fotografias como as radiografias serem em duas dimensões restringiu as avaliações e não

Fornecer análises pormenorizadas. As técnicas de imagiologia digital 3D ganharam popularidade nos últimos anos porque

Eliminar estas dificuldades[76].

A técnica de estereofotogrametria foi reconhecida como a mais promissora entre todas as técnicas 3D de tecidos moles

Métodos de captação de imagens. Esta técnica funciona com base no princípio de que duas ou mais câmaras captam simultaneamente

Imagens de diferentes ângulos de um objeto e criar uma imagem 3D da morfologia dos tecidos moles com a ajuda de um software informático especial.

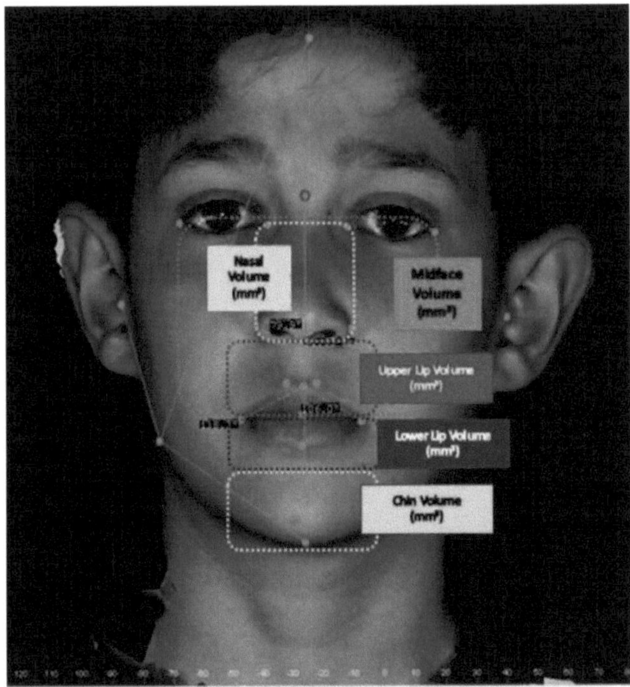

Figura 6. Medições de volume 3D utilizadas no sistema facial 3dMD.

Tratamento

Calendário de tratamento

Tomada de decisão para o tratamento precoce da classe III

A má oclusão de Classe III pode ser diagnosticada logo na dentição decídua. Os pacientes jovens que apresentam uma relação molar de Classe III e uma mordida cruzada anterior podem ter uma combinação de componentes esqueléticos, dentoalveolares e funcionais. Para complicar ainda mais o diagnóstico, o componente esquelético das más oclusões de Classe III frequentemente tem contribuições de deficiência maxilar e excesso mandibular. Para além da aparente má oclusão de Classe III de Angle, podem existir problemas transversais e verticais que requerem atenção.

Problemas de classe funcional III Os problemas de classe funcional III podem ser diagnosticados verificando se existe uma discrepância entre a maxila e a mandíbula em relação cêntrica e oclusão cêntrica. Além disso, os pacientes devem ser avaliados na dimensão vertical quanto ao padrão de crescimento hipodivergente ou hiperdivergente. Este diagnóstico pode ser efectuado através da medição da inclinação do plano oclusal (PO) e do rácio entre a face anterior inferior e a face inferior.
altura em relação à altura total da face. É notável que os desvios funcionais de Classe III também podem gerar uma assimetria, que se não for tratada pode contribuir para uma verdadeira assimetria esquelética[77].
(Figura 7)

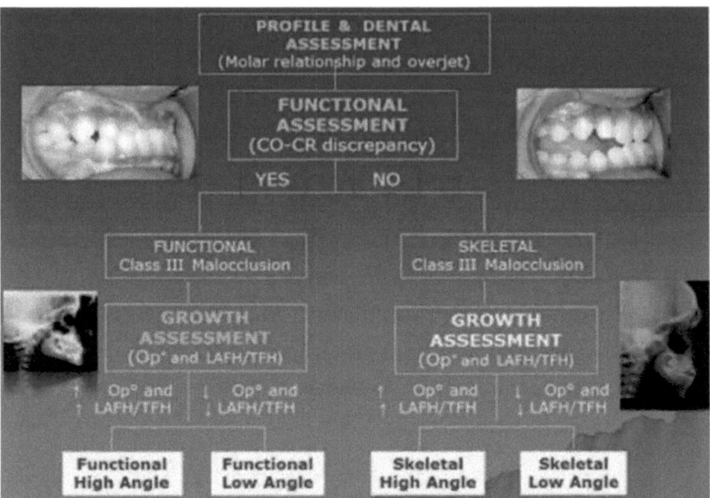

Figura 7: Classificação da má oclusão de Classe III em desenvolvimento para tratamento precoce. CO:

Oclusão cêntrica; RC: Relação cêntrica; AFAI: Altura anterior inferior da face; OP: Inclinação do plano de oclusão; AFAI: Altura facial total.

A eliminação precoce da discrepância entre a oclusão cêntrica e a rotação cêntrica (CO/ CR) ajudará a diagnosticar os verdadeiros problemas esqueléticos subjacentes nos três planos do espaço e criará uma matriz funcional que é mais suscetível de conduzir a um crescimento favorável e equilibrado de ambos os maxilares (Figura 8).

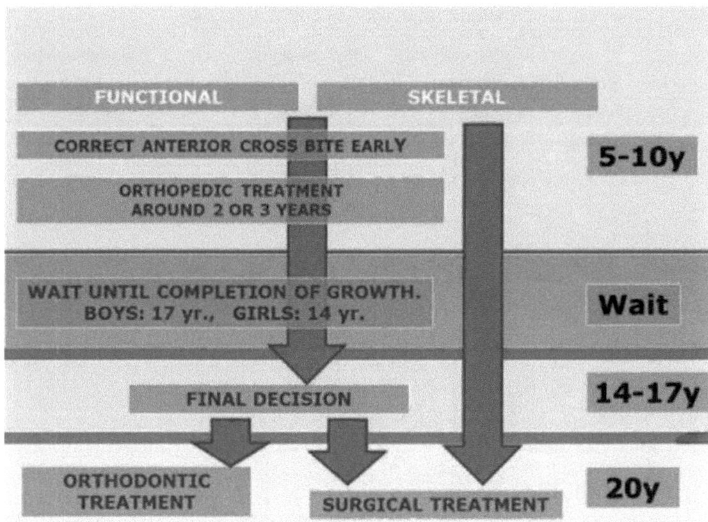

Figura 8: Protocolo de tratamento para doentes da classe III funcional e esquelética

Em particular, o tratamento pré-púbere da má oclusão de classe III por meio de expansão palatina rápida e protracção da máscara facial produz correcções de crescimento favoráveis tanto na maxila como na mandíbula.[78,79] num estudo controlado de longo prazo, verificou-se que os pacientes que foram tratados antes da fase de crescimento puberal mostraram um incremento estável na largura esquelética maxilar, na largura intermolar maxilar e na largura lateronasal, enquanto os pacientes tratados após a fase de crescimento puberal mostraram apenas efeitos dentoalveolares após o acompanhamento de 8 anos.[80]

O momento adequado das intervenções pode, portanto, depender da idade cronológica [81] e das fases da dentição para pacientes muito jovens, e de outros indicadores radiológicos, como a maturação vertebral cervical e/ou métodos de maturação da mão e do punho para crianças mais velhas. Um resumo da calendarização das intervenções e dos principais indicadores para a má oclusão de classe III foi apresentado na tabela 3

Table 3 Optimum timing of interventions and indicators for Class III malocclusion

Problem	Optimum timing of intervention	Main indicators	Treatment modality
Class III malocclusion with or without constricted maxilla	Pubertal growth phase	Chronological age (up to 8 Y – girls; 9 Y – boys) Phases of dentition (up to mixed dentition) CVM (CS1–CS2) HWM (SMI 1–SMI 2)	Facemask with or without maxillary expansion

Abbreviations: CS, cervical stage; SMI, skeletal maturation indicator; CVM, cervical vertebral maturation; HWM, hand and wrist maturation.

Tratamento da má oclusão de classe III em pacientes em crescimento a) Mordidas cruzadas anteriores não esqueléticas

a. Plano inclinado
b. Planas Diret Tracks
c. Aparelho amovível com mola de dedo
d. Aparelho removível mandibular
e. Um aparelho de hélice quádrupla modificado-
f. Aparelhos Hawley activos
g. Aparelhos fixos
h. Elásticos de classe III com ancoragem esquelética

b) Modificações do crescimento e tratamento ortopédico

1. Aparelhos funcionais

a. Bionizador
b. Arco labial invertido fixo
c. Aparelho regulador funcional Frankel III (FR III)
d. Aparelho invertido twin-block
e. Ativador de Wunderer
f. Ativador de classe III modificado

2. aparelhos de ortopedia

a. Terapia com máscara facial

i. Modificações como a máscara facial Delaires, a máscara facial Petit

b. Terapia do queixo

3. Alt RAMEC para protracção do maxilar

4. Aparelhos de tração em tandem e aparelhos de tração em tandem modificados

5. Um mini transferidor maxilar para más oclusões de classe III

6. Protracção maxilar ancorada no osso (BAMP)

7. Talas de empurrar 3

Tratamento da má oclusão de pseudo-classe III

A má oclusão de pseudo-classe III envolve tanto os dentes permanentes como a dentição decídua.

Devido ao facto de uma má oclusão poder ser considerada como um problema estético, os pais perguntam frequentemente se é ou não necessária uma terapia. Vários clínicos acreditam nas vantagens da intervenção precoce e sugeriram uma série de razões para a correção precoce da mordida cruzada anterior, mesmo na dentição decídua. O período ótimo para o tratamento é sugerido entre os 6 e os 9 anos de idade.

No entanto, muitos profissionais ainda evitam a correção precoce da pseudo-classe III na dentição decídua devido à fraca estabilidade da correção e a experiências desfavoráveis com o comportamento de pacientes jovens. Os pacientes podem voltar a desenvolver uma mordida cruzada durante a dentição de transição, necessitando assim de tratamento adicional, o que pode representar uma possível desvantagem do tratamento numa fase precoce.

Alguns profissionais preferem esperar pela erupção dos incisivos superiores permanentes antes de iniciar a terapia, devido à tendência natural dos dentes erupcionarem numa posição lingual durante o desenvolvimento da arcada dentária. Por vezes, as mordidas cruzadas anteriores decíduas funcionais corrigem-se espontaneamente.

White sugeriu a intervenção em casos de pseudo-oclusão de Classe III na dentição mista, quando os incisivos maxilares e mandibulares já erupcionaram. Isto permite que os dentes permanentes irrompam numa posição melhor e melhora a estética dentária. Os benefícios atribuídos ao tratamento da má oclusão de pseudoclasse III na dentição mista são a prevenção do crescimento desfavorável dos componentes esqueléticos (de facto, o tratamento precoce da mordida cruzada anterior pode ajudar a minimizar as adaptações que são frequentemente observadas na má oclusão severa do final da adolescência);prevenir a mordida cruzada posterior funcional e hábitos, como o bruxismo, que se podem desenvolver devido a interferências anteriores ou posteriores; ganhar espaço para a erupção dos caninos (a falta de espaço pode ser causada pela retroinclinação dos incisivos superiores, frequentemente encontrada na pseudo ou má oclusão de Classe III); evitar o risco de problemas periodontais nos incisivos inferiores causados pela oclusão traumática devido à mordida cruzada. Tratamento das mordidas cruzadas anteriores dentoalveolares simples Uma mordida cruzada anterior simples pode ser corrigida com um aparelho removível ou com um aparelho fixo. A percentagem de sucesso é maior se existir uma proclinação mínima dos incisivos superiores e uma sobremordida adequada para manter a correção no final do tratamento. Os tipos e indicações de ambos os tipos de aparelhos são apresentados a seguir.

Plano inclinado

Um plano inclinado é uma boa escolha de tratamento na dentição decídua ou na dentição mista precoce[8]2. É indicado em pacientes com: 1. Dentes anteriores maxilares retroinclinados com mordida cruzada anterior com ou sem desvio funcional; 2. Dentes anteriores mandibulares bem alinhados sem proclinação; 3. Sobremordida normal a profunda; 4. Pacientes com padrão de crescimento médio a horizontal.

O plano inclinado é fixado nos dentes anteriores inferiores com cimento temporário. A angulação adequada entre o plano inclinado e os dentes anteriores superiores em mordida cruzada deve ser determinada tendo em conta a discrepância vertical entre os dentes em mordida cruzada e os dentes adjacentes, bem como o grau de sobremordida dos dentes em mordida cruzada, ajustando as diferentes angulações de contacto. A maioria das mordidas cruzadas dentárias anteriores pode ser corrigida em 3-4 semanas usando um plano inclinado (figura 9).

Uma coroa de aço inoxidável invertida (figura 10) pode ser utilizada para corrigir a mordida cruzada anterior. Uma forma de coroa pré-formada de incisivo lateral permanente sobredimensionada é aparada e contornada na margem gengival para encaixar confortavelmente sobre o dente ou dentes primários superiores em mordida cruzada. A coroa é cimentada inversamente (isto é, da face para a lingual) com cimento de policarboxilato[83].

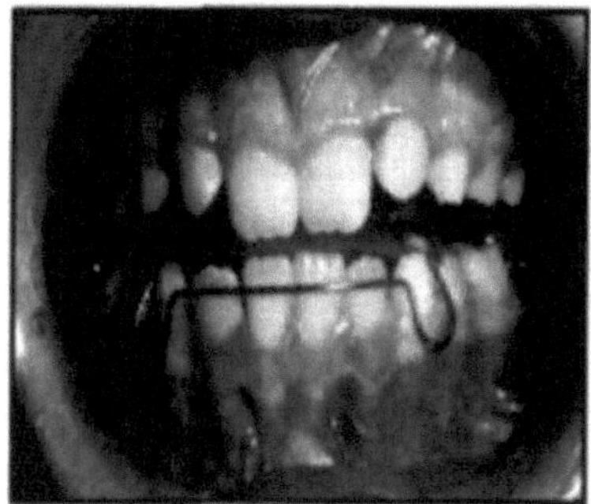
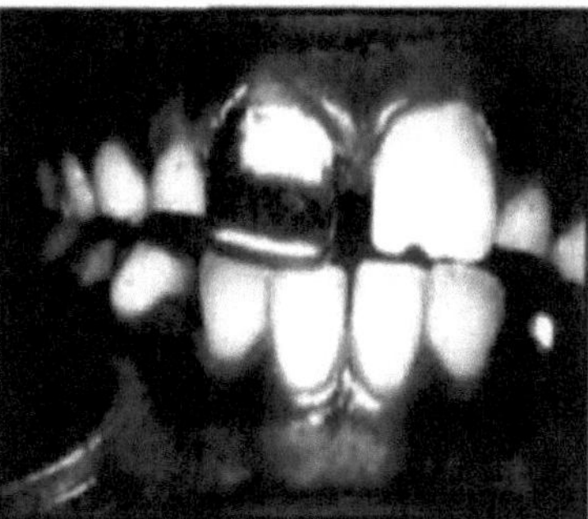

Figura 9 Aparelho de rampa de mordida, figura 10 Uma coroa de aço inoxidável invertida

Planas Diret Tracks

O Prof. Pedro Planas, de Espanha, desenvolveu inicialmente as PDTs e Simões adaptou-as para a prevenção precoce da mordida cruzada anterior ou posterior. Os PDTs devem ser usados apenas na dentição decídua, pois cobrem as superfícies oclusais dos molares, resultando numa oclusão posterior plana até que os molares sejam esfoliados. As PDTs podem ser construídas em laboratório usando uma técnica indireta. (Figura 10A)84 Deve ser feito um registo de mordida em cera numa relação de incisivos de borda a borda.

Os moldes são então montados num articulador; recomenda-se um articulador separado para facilitar o trabalho com cada molde individualmente. Se for necessário um desgaste seletivo, este deve ser realizado nos moldes antes da construção das pistas e depois reproduzido na boca. As pistas são construídas em acrílico autopolimerizável, primeiro no molde inferior (Figura 10B). Para uma mordida cruzada posterior, o plano inclinado é contornado de lingual para vestibular apenas nos molares decíduos inferiores do lado da mordida cruzada (Figura 10C). Para uma mordida cruzada anterior, o plano inclinado é contornado de distal para mesial nos molares decíduos inferiores de ambos os lados.

As pistas devem cobrir todas as superfícies oclusais de cada molar, estendendo-se até cerca do terço médio das superfícies vestibular e lingual para proporcionar uma retenção óptima. É extremamente importante construir a pista individualmente em cada molar, seguindo a direção geral do afunilamento necessário para corrigir a mordida cruzada. Uma vez obtido um contorno suave, a pista inferior é coberta com fita adesiva transparente para a isolar durante a construção da pista superior. Os moldes superior e inferior são articulados e a pista superior é construída copiando a inclinação dos molares decíduos inferiores. (Figura 10D)

As Pistas Diretas Planas atuam reposicionando a mandíbula, evitando assim o estabelecimento de assimetrias morfológicas e posicionais em crianças pequenas e permitindo um desenvolvimento craniofacial mais simétrico. As PDTs podem ser usadas para corrigir mordidas cruzadas posteriores ou anteriores na dentição decídua, independentemente da gravidade da má oclusão.

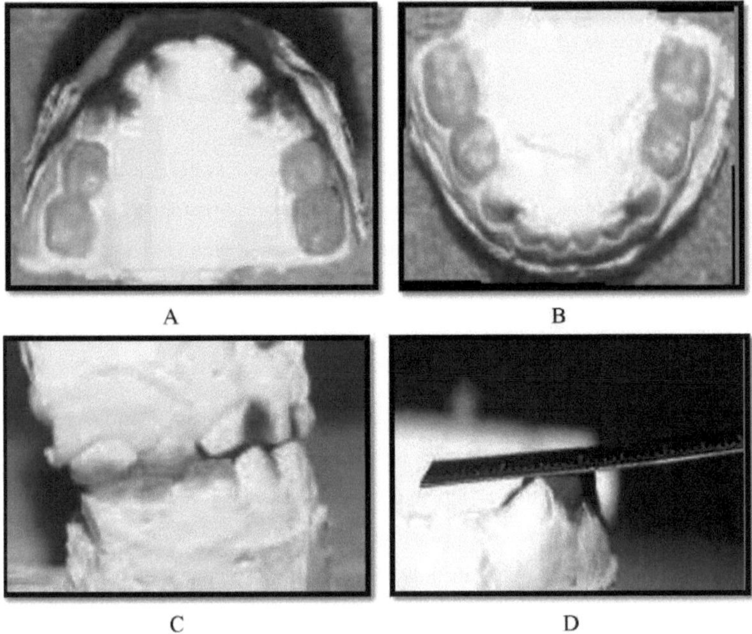

Figura 10 A. Molde superior com pistas construídas em molares decíduos. Espaços interproximais entre os dentes anteriores

Foram preenchidos com cera para evitar a criação de áreas de retenção durante a construção da moldeira de acetato. B. Molde inferior com pistas construídas nos molares decíduos. C. Articulação dos moldes superior e inferior. Foi efectuada uma moagem selectiva no canino superior para aumentar a faceta mesial da cúspide, permitindo uma melhor excursão lateral quando a mandíbula é reposicionada. D. A inclinação dos molares decíduos inferiores.

Aparelho amovível com mola de dedo

Os objectivos do tratamento com o aparelho removível com mola de dedo são (1) corrigir a mordida cruzada anterior e (2) proporcionar um ambiente normal para o crescimento do maxilar.

O aparelho maxilar removível com três caraterísticas específicas, (1) molas são colocadas na face lingual dos dentes primários anteriores superiores para induzir o movimento vestibular, (2) um arco anterior fabricado com aço inoxidável de 0,8mm que é colocado na face vestibular dos incisivos inferiores para atuar como retentor e também para fornecer forças linguais e (3) um biteplane acrílico posterior incluído para reduzir a sobremordida anterior permitindo o movimento vestibular adequado dos incisivos primários superiores (figura 11)[85]. O paciente é instruído a usar o aparelho durante o maior tempo possível e também a removê-lo durante as refeições.

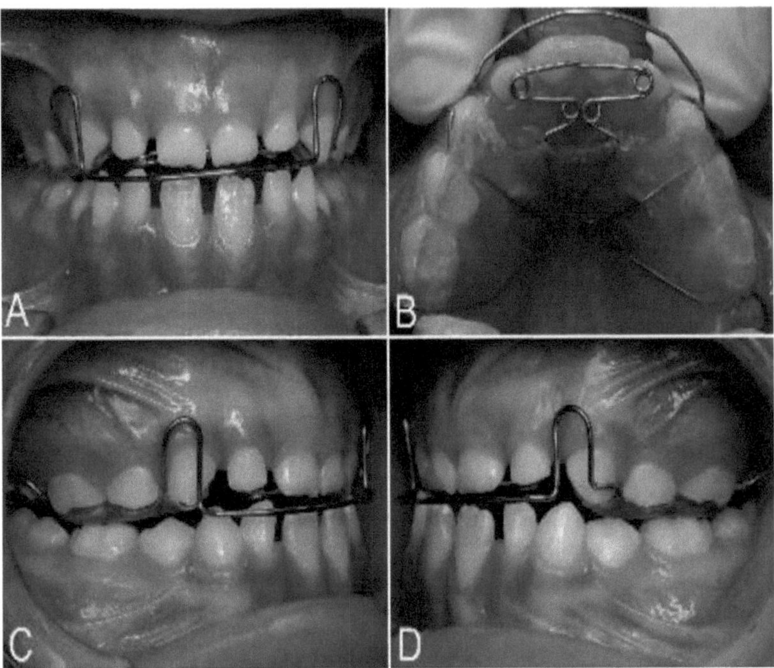

Figura 11. Aparelho removível utilizado: A - vista frontal; B - vista oclusal mostrando o Molas; C e D - vistas laterais.

Aparelho removível mandibular

O aparelho de Bruckl é um aparelho funcional simples. É utilizado quando existe mordida cruzada anterior envolvendo vários dentes. Sobremordida vertical de aproximadamente 1/2-2/3 ou mais. Não é recomendado em casos com incisivos superiores apinhados partes do aparelho de bruckl retentor mandibular tipo hawley, plano inclinado adicionado ao retentor tipo hawley, arco labial para retração dos incisivos inferiores. O plano inclinado estimula o movimento para a frente dos incisivos superiores que estão em mordida cruzada. A força muscular fornece força suficiente para o movimento dos incisivos superiores. Quando ativado, o acrílico do arco labial é cortado na superfície lingual dos incisivos inferiores. O arco labial exerce uma força retrusiva para verticalizar os incisivos inferiores, fechar os espaços e corrigir a mordida cruzada anterior, o que leva ao fabrico do aparelho de Bruckl (um plano acrílico amovível) (fig. 12). O aparelho de Bruckl é feito num modelo de pedra. Inicialmente é feita uma placa de base em acrílico com grampos de Adams no 36 e 46, e arco labial. O plano inclinado é construído em cera (Fig. 13). O plano inclinado em cera cobre os dentes incisivos e caninos [86].

O plano inclinado de cera é ajustado em altura e angulação na boca. De seguida, o plano é fabricado em acrílico e finalmente polido. Na consulta seguinte: o aparelho bruckl em acrílico é colocado, é necessário utilizar o papel de articulação para detetar a angulação correta e retificar o plano inclinado em acrílico. A observação periódica pode mostrar que é necessário retificar mais o plano inclinado.

O aparelho deve ser usado a tempo inteiro e o paciente é instruído a adotar uma dieta mole até que a relação dos incisivos seja corrigida e o aparelho possa ser removido.

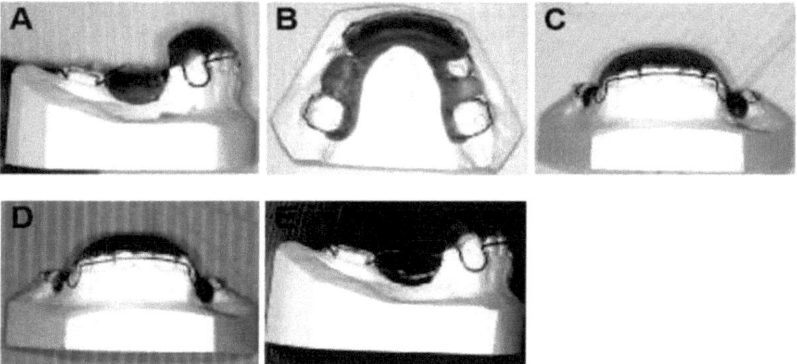

Fig. 12. Etapas da confeção do aparelho de Bruckl: A-C - placa de acrílico com plano inclinado em cera; D, E - o aparelho está pronto a ser utilizado.

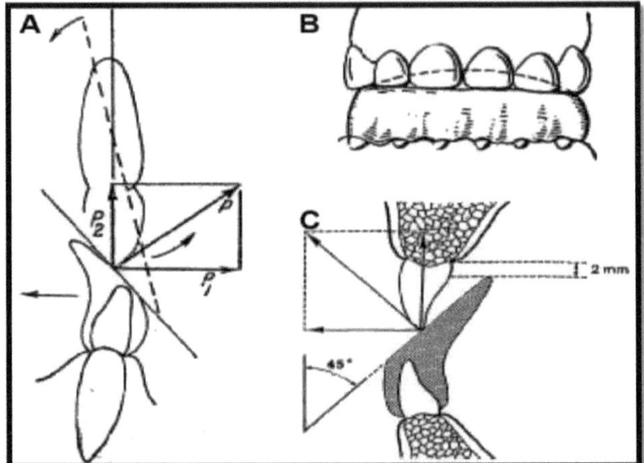

Fig. 13. Representação esquemática do plano inclinado inferior: A - esquema de funcionamento do plano inclinado; B - plano inclinado fixado nos dentes inferiores (vista frontal); C - o esquema mostra a distância entre o plano inclinado e o palato, que deve ser considerada ao usar o aparelho.

Aparelho hawley ativo

O aparelho hawley removível é indicado para pacientes com mordida cruzada anterior na fase de dentição mista[7]. Esse aparelho possui um componente ativo anterior que proclina o dente ou dentes anteriores superiores para corrigir a mordida cruzada anterior. Esse componente ativo pode ser uma mola palatina em "z", que é ativada pelo clínico, ou um parafuso, que é ativado pelo paciente. Recomenda-se a utilização do parafuso de expansão do macaco para proclinar os dentes anteriores superiores à razão de uma volta de três em três dias até à correção da mordida cruzada anterior.

A rotação do parafuso em um quarto de volta (90°) produz cerca de 0,18 mm de movimento linear, dependendo do passo do parafuso. A correção de 2 mm de overjet com este aparelho pode ser conseguida em 5-6 semanas[86].

O aparelho também incorpora componentes de retenção (preferencialmente o fecho de Adão) para manter o aparelho no lugar e, possivelmente, uma placa de mordida posterior para excluir a oclusão e ajudar na proclinação ininterrupta dos dentes anteriores. Um aparelho removível só pode inclinar os dentes; por isso, só deve ser usado se forem necessários movimentos simples de inclinação dos dentes anteriores superiores . (Figura 14) um aparelho de hawley modificado com arco labial invertido é uma forma simples de tratar a pseudo classe iii. O aparelho é fácil de construir e requer a transferência da mordida, guiando a mandíbula distalmente numa borda a borda (figura 15)[87]

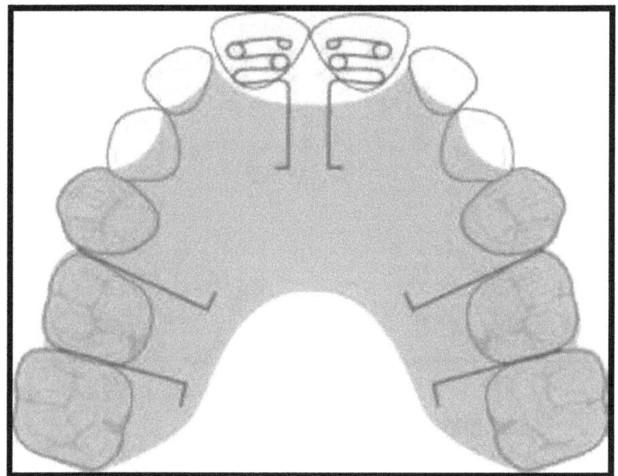

Figura 14. Ilustração dos componentes do aparelho hawley com molas.

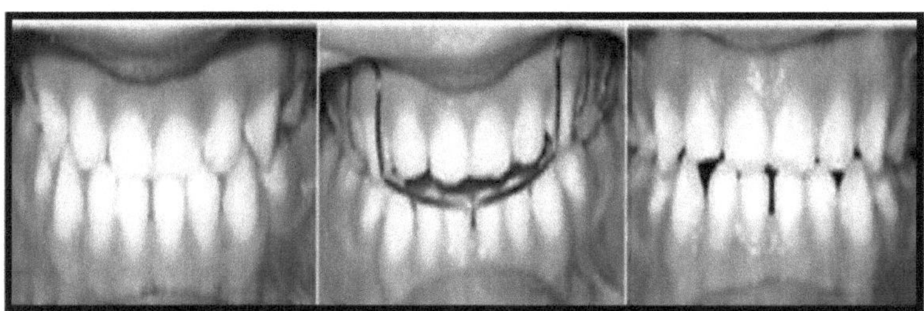

Figura 15. Correção de mordida cruzada anterior, em dentição decídua, com aparelho hawley com arco labial invertido

Um aparelho de hélice quádrupla modificado

Este é um dos primeiros aparelhos introduzidos para expansão posterior, é feito de elgiloy azul 0,036 e soldado às bandas dos primeiros molares superiores permanentes. Pode ser modificado pela adição de um braço de extensão anterior. O aparelho é expandido e cimentado. A oclusão deve ser aliviada por bite-blocks posteriores para permitir a correção da mordida cruzada [(88)]. A ativação gradual de ambos os braços permite a proclinação dos incisivos superiores. A principal indicação deste aparelho é a combinação de mordidas cruzadas anteriores e posteriores (figura 16).

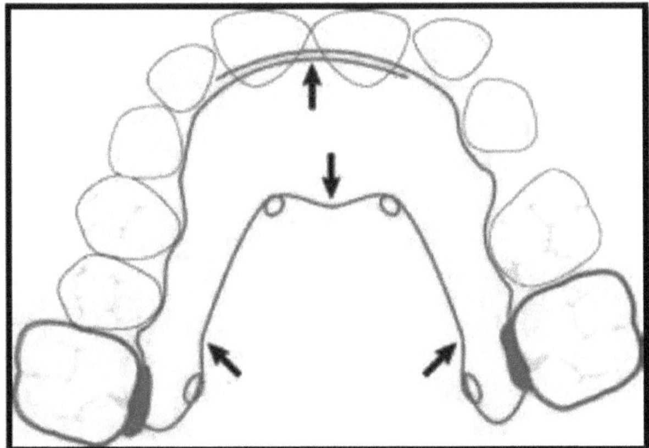

Figura 16. Ilustração da ativação da quadrilélice modificada

Aparelho fixo-

Este aparelho é muitas vezes referido como um aparelho "2 por 4" ou "2 por 6", uma vez que só é colado nos dois primeiros molares permanentes superiores e nos quatro incisivos superiores ou seis dentes anteriores. Os aparelhos fixos utilizam maioritariamente a dentição mista tardia ou a dentição permanente precoce. Uma mola de niti em espiral aberta, muitas vezes comprimida entre os molares e os incisivos para proclinar os incisivos ou um fio de arco de aço inoxidável com rolha de 0,016 polegadas pode ser usado para aumentar o comprimento do arco. O cimento de ionómero de vidro pode ser colocado temporariamente como um plano de mordida fixo posterior nos molares, se for necessária a desoclusão.

Os aparelhos fixos permitem a inclinação, o movimento do corpo e a correção das rotações sempre que necessário. Verificou-se que ambos os tipos de aparelhos funcionam bem e os resultados são igualmente estáveis. O tratamento com aparelho fixo é mais rápido e mais barato e tem menos efeito na fala do paciente do que um aparelho removível, mas os pacientes podem queixar-se de um pouco mais de dificuldade em mastigar e morder inicialmente com o aparelho fixo ([89-96]). Os brackets também são colados.

Os incisivos mandibulares e a mordida cruzada anterior são geridos simultaneamente com elásticos de classe iii (figura 17) [97]

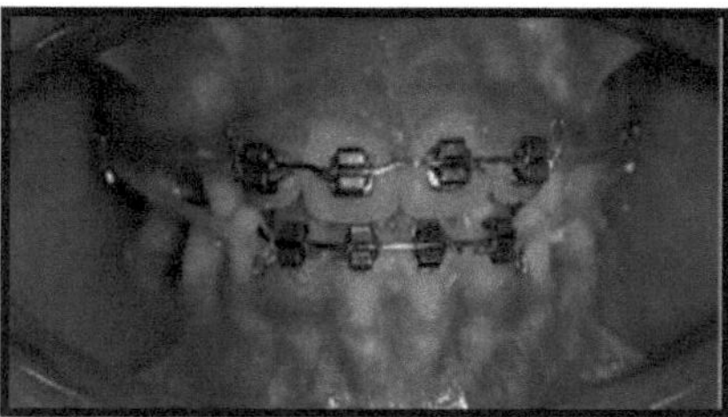

Figura 17 Os componentes do aparelho edgewise padrão para resolver um problema anterior
mordida cruzada.

Elásticos de classe III com ancoragem esquelética

Elásticos de Classe III com ancoragem esquelética. Quatro miniplacas são inseridas na crista infrazigomática esquerda e direita do contraforte maxilar e entre os incisivos e caninos laterais inferiores esquerdo e direito (Figura 18). Um retalho mucoperiosteal é elevado e as miniplacas são colocadas no osso subjacente com mini-implantes. A extensão das placas perfura a gengiva aderida e elas são carregadas três semanas depois com elásticos de Classe III.[89]

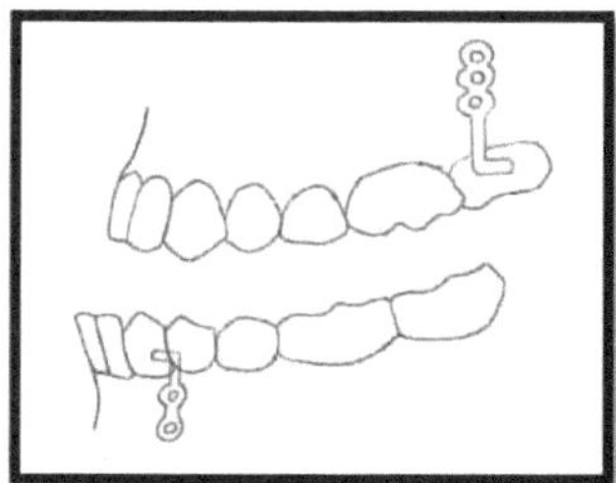

Figura 18 Elástico de classe III com ancoragem esquelética

Bionator III

O Bionator invertido ou Bionator III, uma forma modificada do Bionator tradicional, é utilizado no tratamento de casos de má oclusão de Classe III. O Bionator III de Balters modificado[99] apresenta diferenças em relação à versão original, com asas linguais mais profundas e largas, escudos laterais vestibulares em acrílico que se estendem profundamente no fórnix superior, botões labiais superiores e plano inclinado dos incisivos superiores. A terapia com aparelhos ortopédicos funcionais é uma abordagem para o tratamento da má oclusão de pseudoclasse III. O Bionator, desenvolvido por Balters, é um derivado do Activator. O seu desenho tem um fio palatino e também um fio com "asas bucinadoras" para reduzir a pressão na bochecha, enquanto a quantidade de acrílico é reduzida. O Bionator invertido ou Bionator III é uma versão modificada do bionator tradicional e pode ser utilizado no tratamento da má oclusão de Classe III. O Bionator modificado difere em várias caraterísticas do aparelho original. O fio lingual está numa posição diferente para controlar a posição da língua até ao primeiro molar superior. O arco labial é colocado no meio dos dentes inferiores (Figura 19). O acrílico deve ser feito o mais pequeno possível para ocupar o mínimo de espaço e deve ter uma forma côncava para acomodar a língua. O acrílico oclusal deve ser suficientemente espesso para obstruir o movimento da língua entre os segmentos posteriores. A mordida de construção é normalmente efectuada através do reposicionamento suave da mandíbula na relação cêntrica. Espera-se que os pacientes usem este aparelho durante um mínimo de 22 horas por dia.

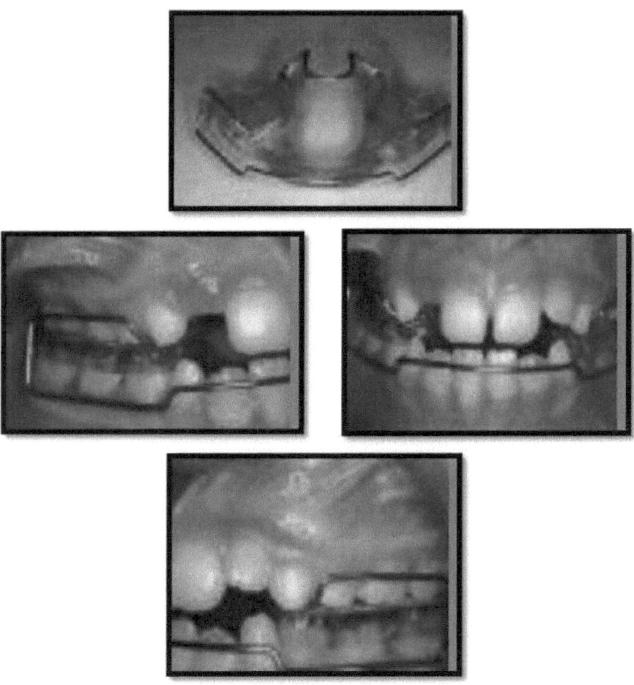

Fig. 19 Bionator de Balters

Arco labial invertido fixo

O tratamento das más oclusões dentárias e esqueléticas de Classe III ligeiras a moderadas em pacientes em crescimento, sem depender da cooperação especial do paciente. O SW III consiste num fio de aço inoxidável de 0,045" que é inserido nos tubos do aparelho extrabucal das bandas molares superiores (Fig. 20.A). A parte anterior do fio restringe os incisivos inferiores durante o fecho da mandíbula. Cada extremidade distal tem um clipe fabricado a partir de um pedaço de fio de .028", com 7 mm de comprimento, terminando numa extremidade distal esférica soldada a um tubo de 3 mm (diâmetro interno de 1,2 mm). O clip impede que as extremidades do fio deslizem para fora dos tubos dos molares. Normalmente, o paciente é instruído a remover o arco labial para comer, mas em pacientes especialmente não cooperativos ele pode ser ligado aos tubos molares.[102] Uma variação deste desenho sem os clipes distais foi recentemente desenvolvida (Fig. 20.B). Depois de medir o fio na boca do paciente, o clínico adiciona paragens terminais fazendo dobras em baioneta com um alicate de bico de pássaro.

Para assegurar a estabilidade do aparelho durante o fecho, são colocados elásticos entre as extremidades distais do fio e a parte anterior do arco facial. Esta versão requer um maior nível de colaboração do paciente e, portanto, não é adequada para todos os casos. A restrição da arcada inferior e da mandíbula é apenas um dos efeitos ortodônticos necessários durante o tratamento intercetivo das más oclusões moderadas de Classe III.

Por isso, o SW III é sempre usado em conjunto com um ou mais aparelhos fixos maxilares, como um expansor palatino rápido (Fig. 21.A), um arco palatino para avanço dos incisivos (Fig. 21.B), ou um tongue crib. A arcada inferior pode ser deixada livre ou pode ser preparada com uma arcada lingual para ancoragem, dependendo da inclinação lingual dos incisivos inferiores necessária durante o tratamento.

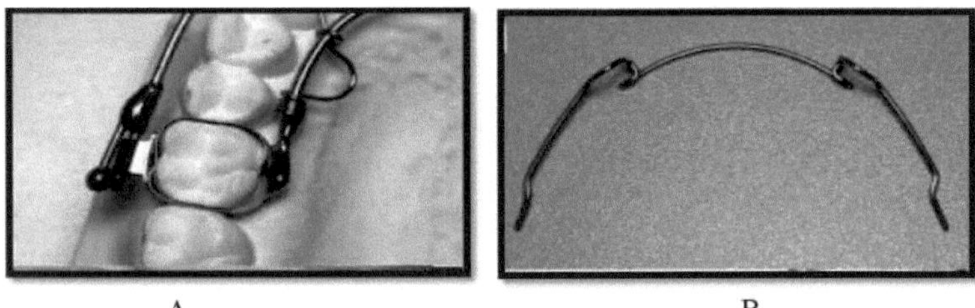

A B

Fig. 20.A. SW III consiste num fio de aço inoxidável de .045" inserido nos tubos do aparelho extrabucal dos molares superiores, com clips em cada extremidade distal para retenção.B. SW III sem clip distal. A dobra em baioneta actua como batente distal; os elásticos entre a extremidade distal do fio e a porção anterior do arco facial asseguram a estabilidade durante o encerramento mandibular.

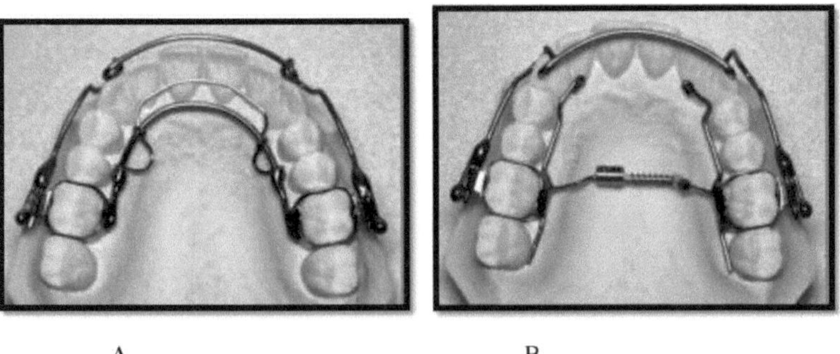

A B

Fig. 21 A. SW III combinado com expansor palatino. D. SW III combinado com arco palatino para avanço dos incisivos.

Modificação do crescimento e tratamento ortopédico

A modificação do crescimento no desenvolvimento da má oclusão de classe III está indicada em pacientes com discrepância esquelética. O objetivo básico deste tratamento intercetivo para o desenvolvimento da má oclusão de classe III é melhorar ou corrigir a discrepância esquelética para permitir o tratamento futuro destes doentes apenas com camuflagem ortodôntica sem necessidade de cirurgia ortognática. Essa abordagem de modificação do crescimento em pacientes classe III pode ser alcançada por meio de aparelhos funcionais, terapia com mentoneira, máscara facial de protração e aparelhos ancorados no osso. Segue-se uma breve descrição de cada modalidade com base nas evidências actuais.

Aparelhos funcionais

Os aparelhos funcionais têm sido utilizados para modificar o padrão esquelético, aumentando o crescimento da maxila e restringindo ou redireccionando o crescimento da mandíbula. Dois aparelhos funcionais comummente utilizados para intercetar a má oclusão de classe III são o aparelho regulador funcional III de Frankel (FR III) e o aparelho twin-block invertido.

Aparelho regulador funcional Frankel III (FR III)

FR III tem escudos vestibulares maxilares na profundidade do sulco. Estes escudos são colocados longe da maxila para esticar o periósteo e encorajar o desenvolvimento anterior da maxila. A parte inferior do aparelho tenta restringir o crescimento mandibular ou redireccioná-lo posteriormente.

Pesquisas atuais sugerem que os aparelhos funcionais podem melhorar as relações oclusais, mas isso se deve principalmente a alterações dentoalveolares, proclinação dos incisivos superiores e retroinclinação dos incisivos inferiores.[103-105] Evidências de uma revisão sistemática recente sugerem que o FR III pode restringir o crescimento mandibular, mas não estimular o movimento para frente da maxila.[106] Evidências atuais sugerem que os aparelhos funcionais podem corrigir com sucesso uma má oclusão de Classe III em desenvolvimento, mas eles têm efeitos principalmente dentoalveolares, com mínimo ou nenhum efeito no padrão esquelético subjacente. Os aparelhos funcionais, especialmente os FR III, podem ser difíceis de usar na boca e estão sujeitos a quebras; portanto, um método mais simples, como a camuflagem ortodôntica, pode ser usado no lugar dos aparelhos funcionais.

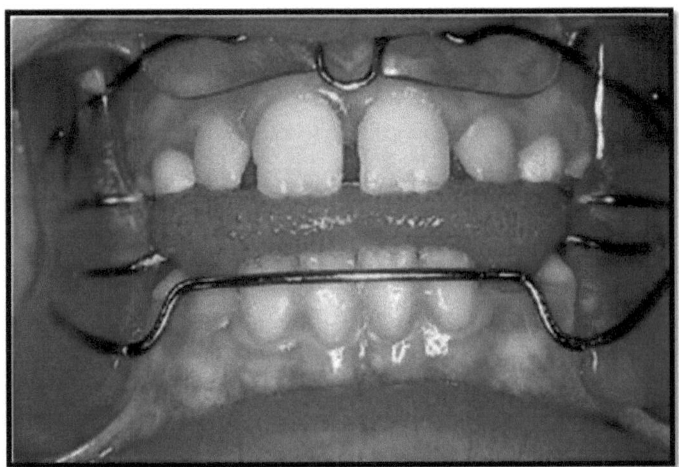

Figura 22 Aparelho de Frankel para correção da classe III

Aparelho invertido twin-block

A correção funcional da má oclusão de classe iii é conseguida na técnica de blocos duplos, invertendo a angulação dos planos inclinados, aproveitando as forças oclusais como mecanismo funcional para corrigir as relações das arcadas através do avanço da maxila, enquanto se utiliza a arcada inferior como meio de ancoragem. A posição dos blocos de mordida é invertida em comparação com os blocos duplos para o tratamento de classe ii. Os blocos oclusais são colocados sobre os molares decíduos superiores e os primeiros molares inferiores.

Os blocos gémeos invertidos são concebidos para encorajar o desenvolvimento da maxila através da ação de planos oclusais inclinados invertidos, cortados num ângulo de 70°, para impulsionar os dentes superiores para a frente através das forças de oclusão e, ao mesmo tempo, para restringir o desenvolvimento mandibular para a frente (figura 23). O aparelho maxilar deve incluir uma provisão para expansão em três direcções para aumentar o tamanho do maxilar nas dimensões sagital e transversal.

Antes de iniciar o tratamento com twin block de classe iii, é importante assegurar que os côndilos do doente não estão deslocados superiormente e/ou posteriormente na fossa glenoide em oclusão total. No tratamento com o bloco duplo invertido, a força oclusal exercida sobre a mandíbula é dirigida para baixo e para trás pelos planos inclinados invertidos. Não é exercida qualquer força prejudicial nos côndilos, porque a mordida é articulada e aberta com os côndilos para baixo e para a frente nas fossas e os planos inclinados são direcionados para baixo e para trás nos dentes mandibulares. O vetor de força na mandíbula passa do molar inferior em direção ao ângulo goníaco.

A espessura vertical da mordida, correspondente ao acrílico interoclusal entre o primeiro molar superior e inferior não deve exceder 3 a 4 mm, os pacientes tinham de usar este aparelho durante pelo menos 22 horas por dia.

Ativação do aparelho

O registo da mordida foi feito com a máxima retrusão mandibular com 2mm de folga inter-incisal e pelo menos 5mm de folga nos segmentos vestibulares para permitir altura suficiente para os blocos. A estrutura de arame foi feita com fio de aço inoxidável de 0,040 pol. para os aparelhos superior e inferior. O parafuso Hyrax (Leone orthodontics and implantology, Firenze, Itália) foi adaptado paralelamente ao plano oclusal, com as setas direcionadas para posterior, para facilitar a ativação.

Os blocos de mordida superiores em acrílico foram construídos na superfície oclusal, estendendo-se do canino ao primeiro pré-molar/canino decíduo ao primeiro molar decíduo. Os blocos de mordida inferiores estendiam-se desde o segundo molar permanente/primeiro molar permanente até ao segundo pré-molar/segundo molar decíduo.

Os blocos de mordida foram construídos a 70° em relação ao plano oclusal, configurados ao contrário do bloco duplo convencional . Um relevo de cera de 3 mm de espessura foi colocado entre a extensão do fio para os protetores labiais e o modelo de gesso, a fim de mantê-lo afastado da maxila. A forma dos blocos era romboidal, com 8 mm de altura, a 12 mm do bordo incisal, e não estavam unidos na linha média. O aparelho acrilizado, acabado e polido foi verificado na boca do paciente e cimentado com cimento de ionómero de vidro tipo I (gc fuji I)[107].

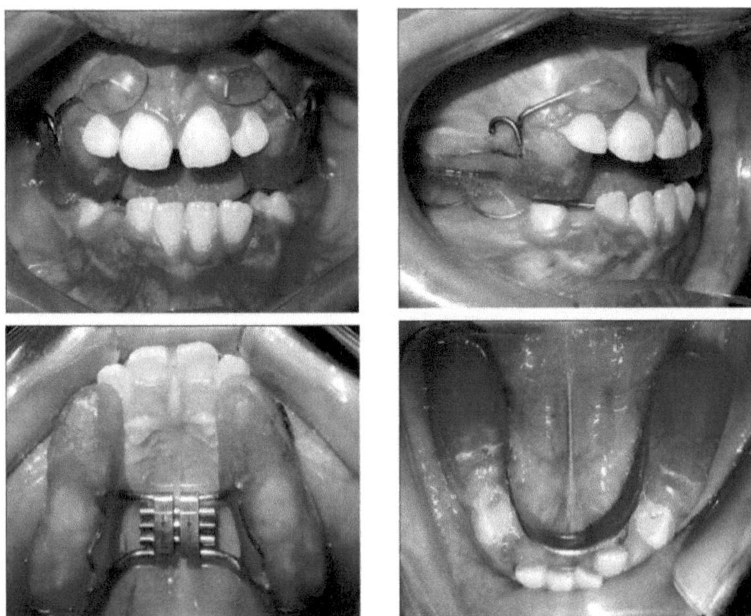

Figura.23 Aparelho de bloco duplo invertido com almofadas labiais-rme (rtblp-rme)

Ativador de Wunderer

O ativador de Wunderer é um aparelho removível composto por um fecho Adams feito de fio de aço inoxidável (SS) de 0,9 mm nos primeiros molares permanentes e um arco labial curto fabricado com fio SS de 0,8 mm nos dentes incisivos anteriores de ambos os moldes. Todos os componentes são encerados e foi aplicado um meio de separação nos moldes superior e inferior. A parte acrílica foi dividida horizontalmente com as porções superior e inferior ligadas por um parafuso de Weise. Parte do parafuso de Weise foi embutido na porção mandibular do ativador e a outra parte do parafuso foi fixada na porção maxilar do ativador[108]. A placa base de acrílico é feita nos moldes superior e inferior para conectar os componentes do aparelho com um plano de mordida posterior no meio. O ativador de Wunderer tem dois ganchos, um de cada lado na área superior do ativador nas áreas pré-molares aproximadamente 15 mm gengival a ocps para a fixação de elásticos [Figura 24]. A máscara facial tipo Delaire é fixada aos ganchos do ativador de Wunderer. A máscara facial é inserida e uma força ortopédica de pelo menos 500 g por lado, direcionada 30° para baixo e para frente a partir do OCP, é aplicada por elásticos extra-orais pesados (Ormco, Orange, Califórnia).

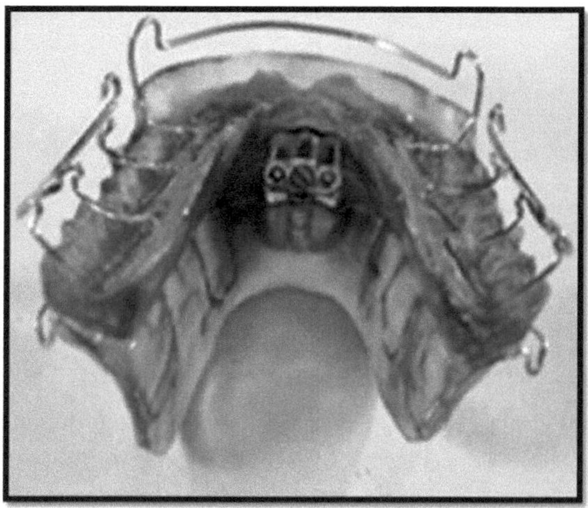

Figura 24. Ativador de Wunderer

Ativador de classe III modificado

O ativador de Classe III modificado consiste em 2 partes: a parte principal e o segmento protuberante auxiliar. O segmento saliente é ligado ao bloco principal com um mini-parafuso para obter um efeito de protrusão na pré-maxila e nos incisivos superiores (Figura 25A). Mini-parafuso seccional do tipo esqueleto (Lewa Dental - Alemanha. Medium, skeleton type distal and sectional screws, nº de encomenda 1009S) é embutido no acrílico até à parte mais profunda da rafe palatina média atrás dos caninos superiores (Figura 25B). O segmento anterior saliente é separado oclusalmente do bloco principal em frente à superfície distal dos caninos superiores.[109] A retenção do aparelho é mantida por grampos de Adams nos primeiros molares superiores, molas de dedo entre os primeiros e segundos pré-molares superiores e um arco vestibular anterior superior. A mandíbula foi movida para trás até uma posição de borda a borda e a cera de mordida foi obtida. Em seguida, foi fabricado um ativador de Classe III modificado com uma peça de protracção anterior superior com um mini-parafuso (Figura B,C). O paciente foi instruído em a usar o aparelho 20 horas por dia e o parafuso foi ativado 2 vezes por semana.

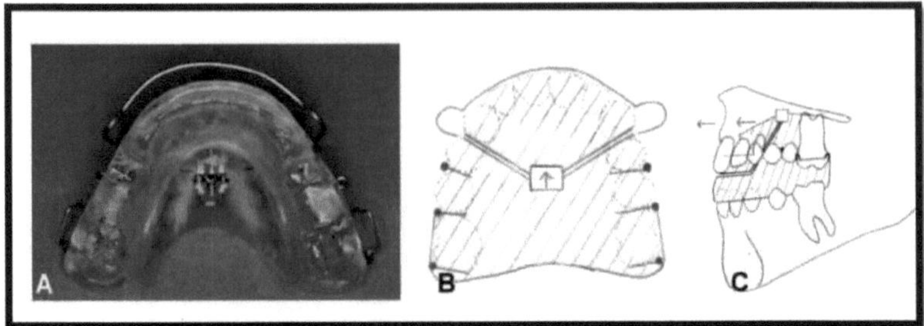

Figura 1: Ativador de Classe III modificado para o tratamento da má oclusão funcional de Classe III com retrusão maxilar.

Electrodomésticos Eschler

O aparelho Eschler é composto por 3 partes. A primeira parte é um componente de retenção, como os grampos de Adams para molares e os grampos auxiliares intermolares para dentes decíduos e pré-molares. A segunda parte é um arco labial de Eschler feito com um fio de 0,9mm (Figura 26). A terceira parte é o levantamento da mordida oclusal, feito de resina acrílica com 2-3mm de espessura. Para algumas finalidades específicas, pode ser adicionado um parafuso de expansão ou uma mola[110].

A possibilidade de intercetação precoce no tratamento da Classe III consiste em um aparelho ortopédico/ortodôntico, o chamado arco de Eschler, que toca suavemente a face vestibular do incisivo inferior, e um aparelho oclusal de acrílico para elevação da mordida, que permite o crescimento normal da maxila, e auxilia na correção do overjet negativo apenas durante a noite para manter a retrusão mandibular, sendo que o aparelho de Eschler, também conhecido como "aparelho progenie", é utilizado durante o dia. O chincup foi ativado por elásticos de ½ polegada e produziu uma força de 350 g a 500 g de cada lado, direcionada em um ângulo de 45° em relação ao plano oclusal.

Recomenda-se um protocolo de utilização nocturna. A ativação do arco de Eschler é feita fechando a superfície dos incisivos inferiores, sem pressão excessiva no seu diâmetro. Este aparelho tem como objetivo produzir um movimento ortopédico para a frente da maxila e um movimento ortodôntico lingual dos incisivos inferiores.

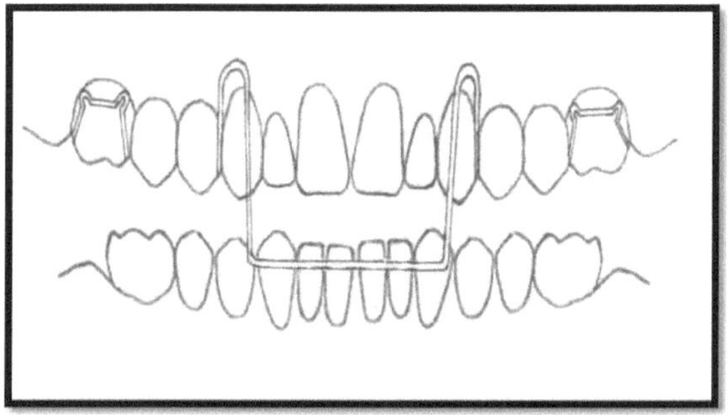

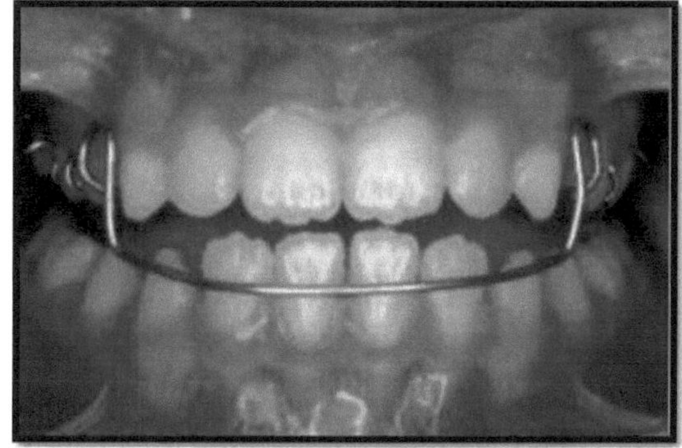

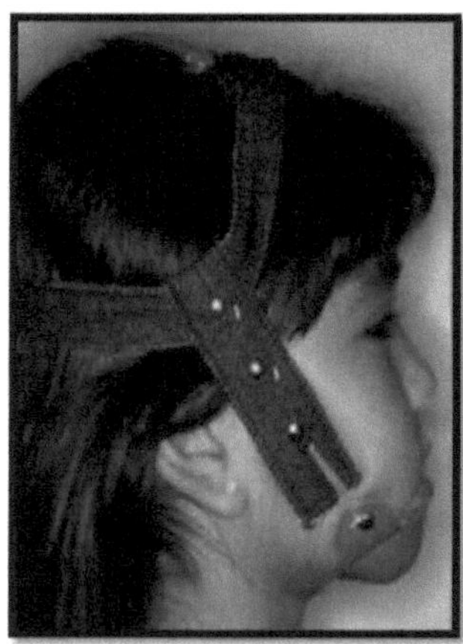

Figura 26. Aparelho de Eschler

Aparelho de placa dupla

O aparelho de placa dupla é um aparelho intra-oral que contém blocos de acrílico angulados, com um segmento de acrílico que contacta com as superfícies linguais dos incisivos inferiores, de modo a impedir a sua retração[111,112] (Figura 27.A).

Este aparelho é utilizado com uma máscara facial.

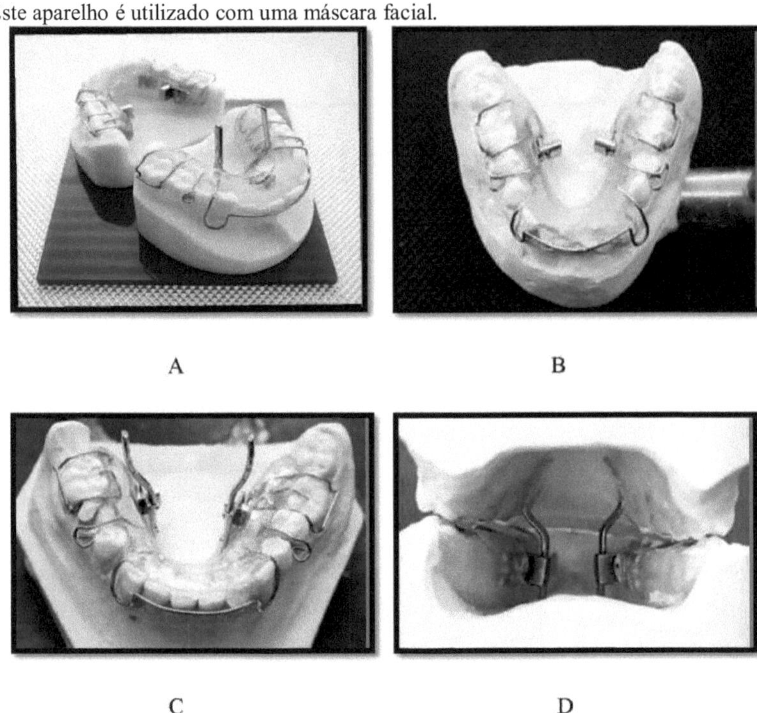

Figura 27.A Aparelho de placa dupla, B.placa maxilar com parafuso de expansão integrado, C.placa mandibular. D. Vista posterior do aparelho

Indicações

- Terapia da classe esquelética III (protrusão mandibular)
- Especialmente adequado para crianças na dentição de transição inicial
- Ao utilizar as forças dos músculos faciais, a PDR pode ser uma alternativa aos dispositivos extra-orais (por exemplo, máscaras de queixo, máscaras faciais) (figura

28)

Componentes/modo de funcionamento

- Duas placas amovíveis efectuam uma retração gradual da mandíbula por meio de elementos inter-maxilares correspondentes[113]
- Os elementos correspondentes são duas barras na maxila (Figura 27 A) e dois parafusos de expansão na mandíbula (Figura 27 B,C)

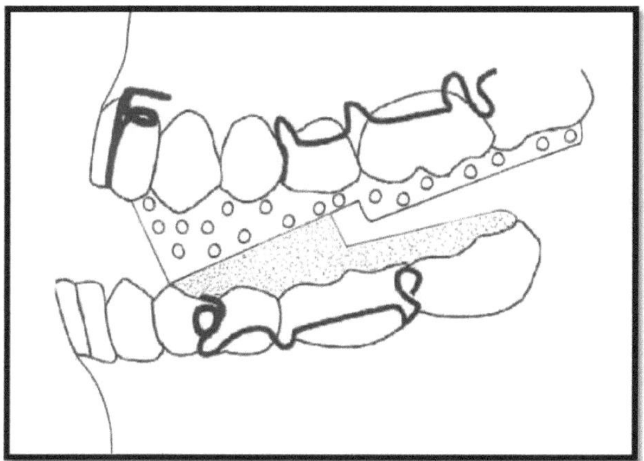

Figura 28. Aparelho de placa dupla.

Máscara facial de protracção

Vários aparelhos foram projetados para protrair a maxila, alterando as unidades de ancoragem extra e intra-orais (Delaire et al., 1976; Nanda, 1980; Staggers et al., 1992; Takada et al., 1993; Conte et al., 1997). Foi demonstrado em estudos humanos e experimentais que as forças de protracção maxilar produzem um deslocamento para a frente

da maxila e inibição do crescimento mandibular (Dellinger, 1973; Hata et al., 1987; Ishii et al., 1987; Mergimos et al., 1990; Takada et al., 1993; Baik, 1995; Ngan et al., 1996). Chong et al. (1996) relataram que o principal efeito do tratamento com o aparelho extrabucal de protracção foi o movimento da mandíbula para baixo e para trás e a retroinclinação dos incisivos inferiores. Alguns estudos sobre mudanças pós-tratamento relataram a estabilidade do tratamento ortopédico das más oclusões de Classe III direcionadas para a maxila (Ishii et al., 1987; Ngan et al., 1998).

Uma revisão da literatura revela que maiores alterações esqueléticas com o uso do aparelho de protração maxilar são possíveis em pacientes jovens (Irie e Nakamura, 1975; Proffit, 1986; Takada et al., 1993; Kapust et al., 1998). Baccetti et al. (1998) concluíram, a partir de comparações estatísticas, que a terapia com máscara facial/expansão é mais efetiva no início da dentição mista, especialmente no que diz respeito à magnitude dos efeitos da protração nas estruturas maxilares. No entanto, Baik (1995) e Sung e Baik (1998) relataram que a comparação das medidas do efeito do tratamento de acordo com a idade não mostrou diferença estatisticamente significativa[114].

A máscara facial foi descrita pela primeira vez há mais de 100 anos, [115] com outras descrições aparecendo no início deste século.[116] Talvez o indivíduo mais responsável por reavivar o interesse nesta técnica seja delaire.[116-118] Mais recentemente, petit1 modificou os conceitos básicos de delaire, aumentando a quantidade de força gerada pelo aparelho, diminuindo assim o tempo total de tratamento. Petit utiliza o FM por mais de 14 horas por dia com um aparelho fixo labio-lingual do tipo banda (figura 29). Foram aplicados cerca de 350g de força extrabucal por lado[119].

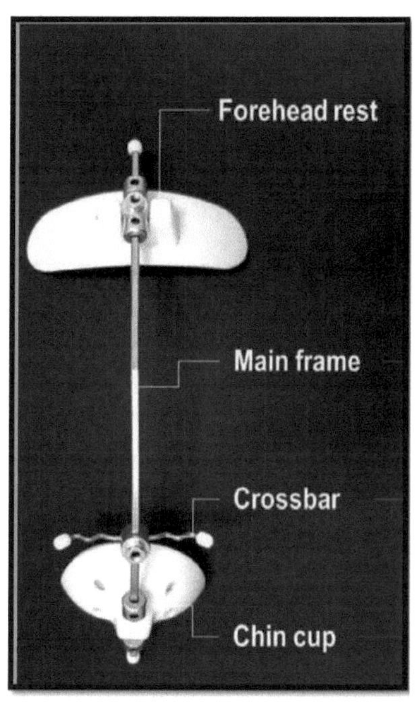
Forehead rest
Main frame
Crossbar
Chin cup

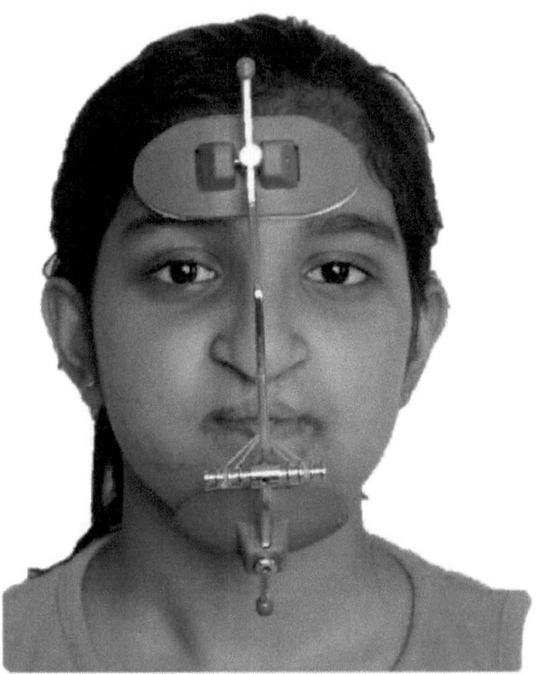

Figura 29. FM do tipo Petit. Composição do FM (apoio para a testa, armação principal, barra transversal, queixo).

A máscara facial petit foi originalmente construída numa base de doente a doente, utilizando comprimentos redondos de aço inoxidável de 0,25", aos quais eram fixadas almofadas para a testa e o queixo. Mais tarde, várias versões da máscara facial petit foram disponibilizadas comercialmente, reduzindo o tempo de cadeira necessário para colocar o aparelho.

A versão atual da máscara facial petit é composta por duas almofadas que entram em contacto com o tecido mole nas regiões da testa e do queixo. As almofadas são feitas de acrílico e são revestidas com uma espuma macia de células fechadas que não é absorvente, é fácil de limpar e pode ser substituída. As almofadas são ligadas por uma estrutura de linha média feita de um comprimento redondo e contornado de aço inoxidável de .15" com porcas de bolota em cada extremidade.

No centro da estrutura da linha média encontra-se uma barra transversal, feita de aço inoxidável de 0,075", que é fixada à estrutura principal por um parafuso de fixação, permitindo assim que a posição da barra transversal seja ajustada verticalmente. As extremidades da barra transversal são contornadas para segurança do doente.

Tala maxilar

O segundo componente desse tratamento ortopédico é o splint maxilar (figura 30), um aparelho de expansão maxilar de acrílico e fio que é colado na dentição posterior. Em casos de dentição mista, a tala geralmente cobre o primeiro e segundo molares decíduos. Os caninos superiores também podem ser incluídos em pacientes que apresentam dentição decídua completa.

A tala maxilar é feita de uma estrutura de fio de aço inoxidável redondo de .045", ao qual é fixado um parafuso de expansão. Se os segundos molares estiverem presentes, um descanso oclusal é estendido até os segundos molares para evitar a sobre-erupção desses dentes durante o tratamento (figura 31). Dois ganchos, aos quais são fixados elásticos, são soldados à estrutura de arame. Esses ganchos geralmente ficam adjacentes aos caninos ou primeiros molares decíduos. Uma placa de biocryl de 3mm de espessura é aquecida e adaptada à estrutura e aos dentes associados, usando uma máquina de pressão térmica biostar. A utilização de biocryl de tala com menos de 3 mm de espessura pode levar a problemas de descalcificação oclusal, devido à abrasão do aparelho pela dentição oposta e ao subsequente contacto dos fluidos dos tecidos com as superfícies oclusais.

Dos dentes envolvidos. A expansão ortopédica médio-facial tem-se mostrado benéfica no tratamento de certas más oclusões de classe III. Haas demonstrou que a expansão rápida do palato pode produzir um ligeiro movimento para a frente do ponto a e um ligeiro movimento para baixo e para a frente da maxila[120,121]. No contexto da terapia com máscara facial, o efeito dessa expansão é perturbar o sistema sutural maxilar, aumentando assim possivelmente o efeito da máscara facial ortopédica, fazendo com que os ajustes suturais ocorram mais prontamente.

Tração elástica

A máscara facial é fixada ao rosto esticando elásticos dos ganchos na tala maxilar até o arco cruzado da máscara facial. São geradas forças pesadas, normalmente através da utilização de elásticos de 5/16", 14oz bilateralmente. Podem ser utilizadas forças mais leves durante o período de amaciamento, mas as forças devem ser aumentadas à medida que o doente se adapta ao aparelho.

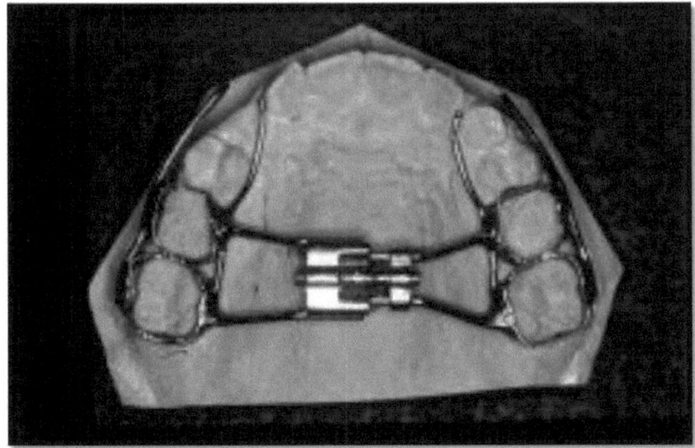

Figura 30. desenho da tala oclusal maxilar colada usada na dentição mista precoce. Os primeiros e segundos molares decíduos e os primeiros molares permanentes são normalmente incorporados no aparelho. Os ganchos da máscara facial geralmente ficam mesiais aos primeiros molares decíduos superiores.

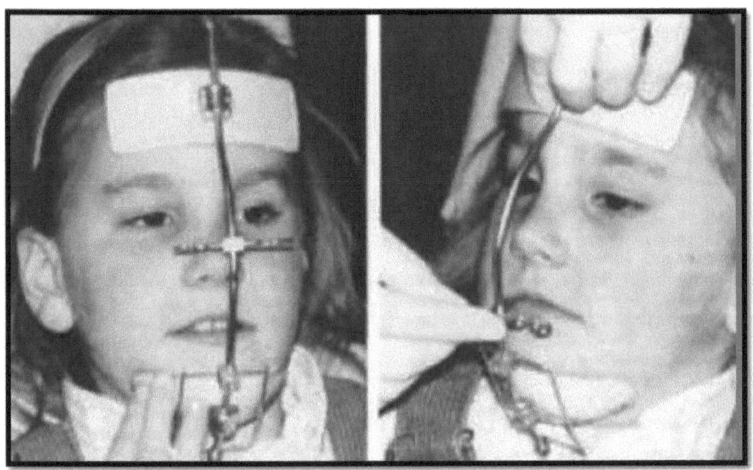

A B

Figura 31 - Colocação da máscara facial. A. Colocação inicial. As almofadas superior e inferior podem ser ajustadas desapertando o parafuso de fixação. B. Ajuste da posição da barra transversal. A barra transversal deve ser posicionada de modo a que os elásticos passem dos ganchos da tala maxilar, através do espaço interlabial, e se liguem à barra transversal sem irritar os lábios.

Ativação da tala

O paciente é normalmente instruído a rodar o parafuso de macaco da linha média do aparelho uma vez por dia, geralmente antes de se deitar. Na maioria dos indivíduos da classe iii em que o uso de uma máscara facial ortopédica é indicado, alguma expansão maxilar é benéfica. Neste caso, a tala maxilar é expandida até se obter a alteração transversal desejada. Nos casos em que não é necessária qualquer alteração transversal, a tala maxilar é activada uma vez por dia durante oito dias para produzir uma rutura no sistema sutural que facilite

A ação da máscara facial.

Entrega da máscara facial

A versão atual da máscara facial petit está disponível num único tamanho e é totalmente ajustável para se adaptar aos contornos faciais de qualquer doente. O aparelho é mantido contra a face do doente (figura 31B), e as posições das almofadas da testa e do queixo são ajustadas desapertando os parafusos de fixação. A posição da barra transversal é ajustada da mesma forma na dimensão vertical para permitir que os elásticos passem através do espaço interlabial sem causar desconforto ao paciente

Os elásticos são conectados bilateralmente dos ganchos nas regiões do canino ou primeiro molar decíduo da tala maxilar a uma das indentações produzidas pelos contornos da barra transversal (figura 32A,B). Os elásticos viajam em uma direção inferomedial anteriormente dos ganchos na tala até a barra transversal. Deve-se tomar cuidado para que os elásticos não causem irritação nos cantos da boca. Idealmente, o doente é instruído para usar a máscara facial a tempo inteiro, exceto durante as refeições. Os doentes jovens (5 a 9 anos de idade) podem normalmente seguir este regime, especialmente se o doente for informado de que o uso a tempo inteiro durará apenas três a cinco meses. Em pacientes mais velhos, o uso a tempo inteiro pode não ser possível, caso em que o aparelho deve ser usado sempre, exceto quando o paciente está na escola ou a participar em desportos de contacto.

Três tipos diferentes de elásticos (bandas de borracha) para usar com a máscara facial.

Os elásticos estendem-se desde os ganchos do expansor até à barra transversal da máscara facial. Os elásticos criam a força que tenderá a mover o maxilar superior para a frente e o maxilar inferior para baixo e para trás com o tratamento.

É utilizada a seguinte sequência de elásticos:

I. TIGER ELASTIC (3/8" 8 oz.) Este tipo de elástico é normalmente usado durante as primeiras semanas, durante o período inicial de amaciamento. Este elástico cria cerca de 200 gramas de força.

II. ELÁSTICO BALEIA (1/2" 14 oz.) Este elástico aumenta a força do aparelho sobre as arcadas dentárias. Normalmente, este tipo de elástico é usado durante uma ou duas semanas após o uso do elástico tiger

desgaste. Este elástico tem cerca de 350 gramas de força.

III. ELÁSTICO DE WALRUS (5/16" 14 oz.) O mais pesado dos três (600 gramas), este elástico gera a quantidade de força adequada e é geralmente bem tolerado pelo[s] doente[s].

Os doentes devem ser instruídos no sentido de manterem rigorosamente um elevado nível de higiene oral e de comunicarem imediatamente quaisquer indicações de que a tala adesiva possa estar a soltar-se em qualquer área. O doente deve ser consultado a cada três ou quatro semanas para verificar o estado da tala e avaliar as alterações nos tecidos duros e moles.

A máscara facial é normalmente usada até se obter um overjet positivo de 2-4 mm interincisionalmente. Nesta altura, recomenda-se o uso a tempo parcial ou noturno durante um período de retenção adicional de três a seis meses. A tala maxilar é então removida (usando um alicate de remoção de braquetes com uma borda afiada, como o alicate etm 349), e uma placa de estabilização palatina removível, com fechos de seta entre o primeiro e o segundo molares decíduos, é usada a tempo inteiro. Em casos de desequilíbrios neuromusculares profundos, o aparelho fr-3 Frankel [110] pode ser usado como contenção ativa.

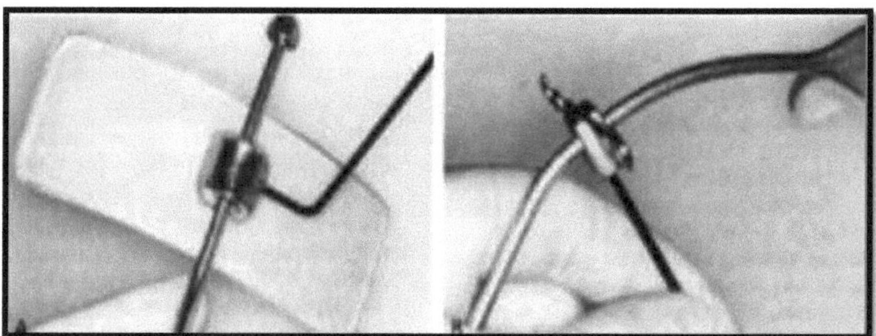

Figura 32 A. Ajustar a posição da almofada para a testa. B. Ajustar a posição da barra transversal.

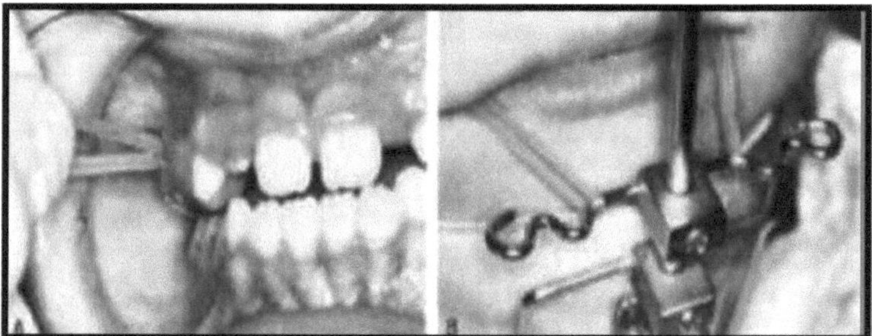

Figura 32 C. Fixação do elástico ao gancho da máscara facial. D. O elástico segue anterior e medialmente para se fixar à barra transversal.

Schwarz e Gratzinger introduziram o aparelho intraoral removível em ferradura. [124] Este aparelho possui placas de resina acrílica superior e inferior em forma de ferradura que cobrem toda a dentição. Recomenda-se o uso de elásticos intermaxilares para o tratamento ortopédico. O aparelho em ferradura foi modificado por Chung et al. e denominado aparelho biocriativo em ferradura (chs; figura 32.C,D).[125] Os aparelhos foram classificados em um aparelho em ferradura classe I como recuperador de espaço, um aparelho em ferradura classe ii, um aparelho em ferradura classe iii, um expansor em ferradura e um aparelho em ferradura orientado para a esplintagem. Para o paciente em crescimento com má oclusão de classe iii, o aparelho de ferradura de classe iii pode ser usado. Consiste em placas de resina acrílica e elásticos leves de classe III, que são fixados nos ganchos do aparelho (figura 33)[126]. Esse aparelho é útil principalmente na dentição decídua e mista, mesmo com dentes permanentes não irrompidos que impedem o uso de um aparelho totalmente colado, pois conecta toda a dentição independentemente da presença de espaços.

A retenção do aparelho em ferradura é conseguida através dos rebaixos dos dentes e da e a elasticidade da resina acrílica. Existem vários estudos sobre os efeitos do tratamento sobre os efeitos do tratamento apenas com chs ou com chs e uma abordagem combinada com FM. [127] No entanto, não houve

não há estudos comparativos entre o FM e o aparelho ferradura com elásticos de classe iii.

classe III. O efeito dos aparelhos na alteração da angulação do plano oclusal

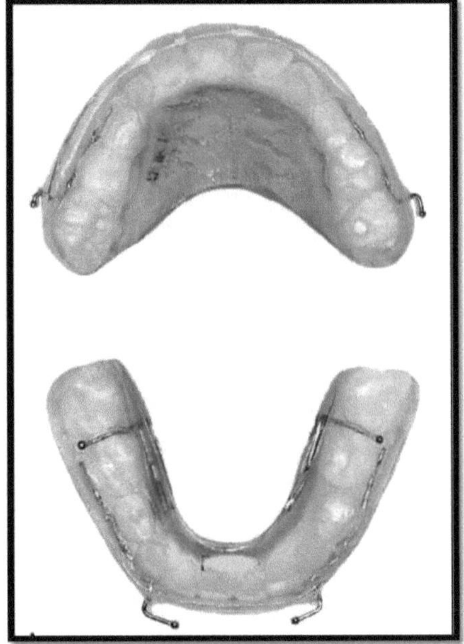

(Figura 34) A

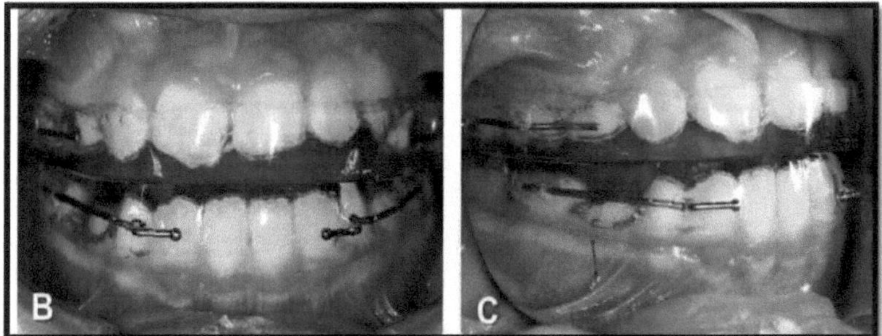

Figura 33: Chs de Classe III. (A) o aparelho é composto por placas de resina acrílica e ganchos para fixação de elásticos de classe III. (B,C) fotografias intrabucais da aplicação do aparelho de Classe III.

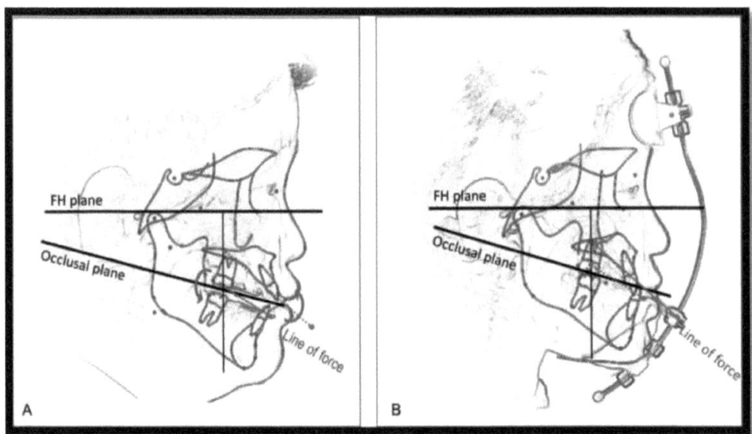

Figura 34: O efeito dos aparelhos na alteração da angulação do plano oclusal. (A) Linha de força do aparelho classe iii em ferradura que passa abaixo do centro de resistência da maxila, resultando na rotação do plano oclusal no sentido anti-horário. (B) Linha de força do FM que pode ser ajustada para passar pelo centro de resistência do maxilar.

As tensões máximas registadas na estrutura de aço inoxidável são de 200 N/mm2 , enquanto a sua resistência à tração é igual a 800 N/mm2. Do mesmo modo, as tensões máximas registadas na campânula do queixo e no suporte da testa foram de 10 N/mm2 , enquanto a resistência à tração do plástico ABS é igual a 46 N/mm2. As tensões máximas foram observadas na ligação entre as barras verticais horizontais e laterais em correspondência de duas estruturas cilíndricas em aço inoxidável, o elevado valor da tensão de cedência típica do aço inoxidável garantiu a ausência de deformação plástica. Figura 35.

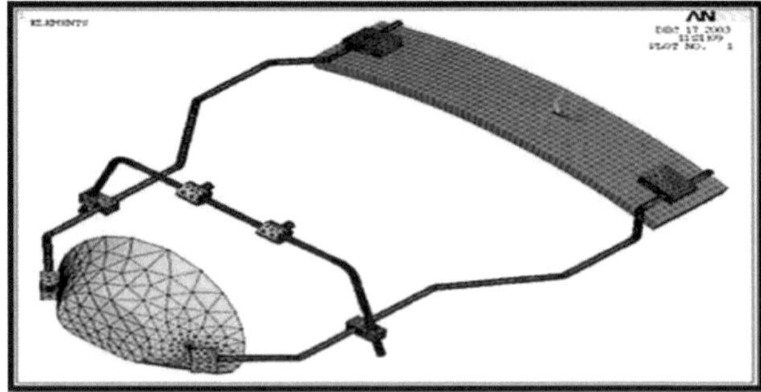

Figura 35.Malhas do modelo 3D. Vinte e oito mil seiscentos e noventa e seis nós e

40.178 elementos caracterizaram o modelo numérico

Grupo Miniplate/FM

Os procedimentos cirúrgicos para a colocação das miniplacas foram descritos anteriormente.[128] A extremidade da miniplaca foi exposta à cavidade oral entre o canino superior e a área do primeiro pré-molar e modificada em um gancho para elásticos (Figura 36). Os pacientes foram instruídos a usar a máscara facial por pelo menos 14 horas por dia, com 300 a 400g de força por lado, como no grupo da ERM/FM. A recuperação de espaço ou a expansão maxilar foram realizadas com aparelhos intra-orais adicionais, como um pêndulo, placa acrílica removível ou ERM, durante o uso da máscara facial.

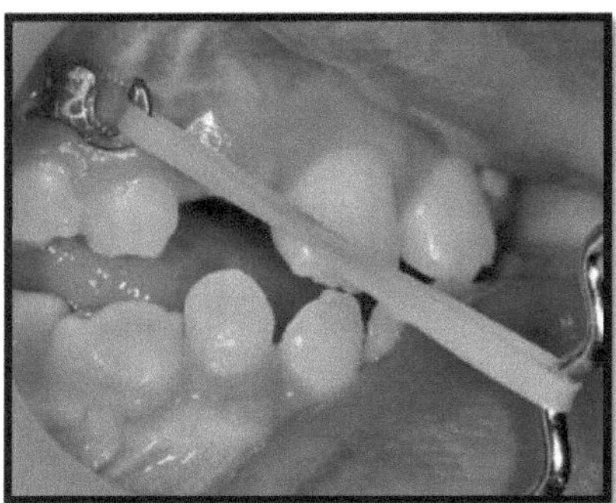

Figura 36. Fotografia intra-oral de elásticos aplicados a partir de miniplacas na máscara facial.

O grupo Miniplate/FM mostrou superioridade no avanço da maxila em comparação com o grupo RME/FM durante o período de tratamento ativo, e o crescimento da maxila durante o período pós-protracção é semelhante em ambos os grupos.

Após a terapia com máscara facial, a relação intermaxilar é melhor mantida no grupo Miniplate/FM em comparação com o grupo RME/FM. O grupo Miniplate/FM mostrou alterações dento-esqueléticas mais favoráveis e taxas de sucesso clínico mais elevadas do que o grupo RME/FM.[128]

Copo para o queixo

O tratamento com aparelho de mentoneira é indicado em pacientes jovens em crescimento com prognatismo mandibular. Verificou-se que a terapia com a mentoneira não restringe o crescimento mandibular, mas redirecciona o crescimento da mandíbula verticalmente, causando uma rotação para trás da mandíbula.[129,130] Estas alterações na direção do crescimento mandibular ajudam a melhorar a má oclusão da classe .

Tipos de copos para queixo

1. O queixo de tração occipital
    - A sua fixação provém da região occipital.
    - Utilizado em más oclusões de classe III associadas a prognatismo mandibular ligeiro a moderado.
    - Também indicado em pacientes com incisivos inferiores ligeiramente protrusivos, uma vez que invariavelmente produzem inclinação lingual dos incisivos inferiores.
2. O queixo de tração vertical
    - A sua fixação é feita na região parietal da cabeça.
    - Indicado em pacientes com ângulo do plano mandibular acentuado e altura facial anterior excessiva.
    - Estes doentes apresentam normalmente uma mordida aberta anterior.

Magnitude da força e duração do desgaste

Na altura da entrega do aparelho, é utilizada uma força de 150-300 gramas por lado. Nos 2 meses seguintes, a força é aumentada gradualmente para 450-700 gramas por lado. O paciente é solicitado a usar o aparelho durante 12-14 horas por dia para alcançar os resultados desejados. Proffit recomendou uma força de aproximadamente 16 onças (450 gramas) por lado através da cabeça do côndilo ou uma força um pouco mais leve abaixo do côndilo. Uma vez aceite que a rotação mandibular é o principal efeito do tratamento, uma força mais leve orientada para produzir uma maior rotação faz mais sentido. Nessa perspetiva, é evidente que mais crianças asiáticas do que caucasianas podem se beneficiar do tratamento com mentoneira devido à sua altura facial geralmente mais baixa e maior prevalência de protrusão dos incisivos inferiores, e não por causa de uma diferença na resposta ao tratamento. Uma vez que a mordida cruzada anterior foi corrigida, o paciente foi instruído a usar a mentoneira pelo menos 10 horas por dia até que as relações leves de caninos e molares de Classe II fossem estabelecidas[131].

Paciente ideal para o tratamento com copa para queixo

1. Classe esquelética III ligeira
2. A altura facial vertical curta (.Chincup provoca a rotação da mandíbula no sentido dos ponteiros do relógio.
3. Incisivos inferiores proclinados ou verticalizados
4. Ausência de assimetria facial e dentária grave.

Efeitos da taça de queixo no crescimento do esqueleto

Sakamoto e Wendell et al, observaram diminuição no crescimento mandibular durante o tratamento. Wendell e colaboradores observaram que os aumentos do comprimento mandibular no grupo tratado foram apenas cerca de dois terços dos observados no grupo de controlo de indivíduos com dentição mista. Mitani[140] e Fukazawa, no entanto, não observaram diferenças no comprimento mandibular em indivíduos da Classe III que iniciaram o tratamento durante o período de crescimento da adolescência, em comparação com os valores de controlo. Graber[140] relatou que, em uma amostra de pacientes jovens Classe III, o padrão de crescimento mandibular predominantemente horizontal foi redirecionado mais verticalmente, indicando que a mentoneira ortopédica pode produzir um aumento na altura facial anterior inferior enquanto corrige a má relação anteroposterior. Mais tarde, Sugawara e Mitani observaram que os aparelhos de mentoneira melhoram muito o perfil esquelético a curto prazo, mas essas mudanças raramente são mantidas durante o surto de crescimento puberal.

Peter et al[133] relataram que o aparelho de mentoneira não tem efeito sobre o crescimento ântero-posterior da maxila, enquanto Uner et al[134] mostraram que a correção precoce da mordida cruzada anterior com o aparelho de mentoneira previne o retardo do crescimento ântero-posterior da maxila. Sugawara et al[135] compararam as alterações de crescimento dos pacientes após o tratamento com mentoneira com indivíduos do grupo controle e relataram que, aos 17 anos, a face média é mais deficiente nos pacientes do grupo controle do que nos do grupo tratado.

Graber[136]Chung, e Aoba relataram resultados em pacientes tratados com mentoneiras durante 12 a 14 horas por dia com uma força de 1,5 a 2 libras de cada lado. Eles mostraram que o crescimento mandibular poderia ser redirecionado efetivamente com uma mentoneira. Graber relatou um artigo em que 35 más oclusões de Classe III em crianças foram tratadas entre os 5 e os 8 anos de idade com terapia de mentoneira durante 3 anos. Ele descobriu que a terapia era particularmente eficaz em pacientes com crescimento vertical aumentado da face. Mitani et al[137] relataram que os primeiros 2 anos de terapia com mentoneira produziram mais mudanças. Em 1986, Ritucci e Nanda[(138) aplicaram] a mentoneira em 10 meninas japonesas com idades entre 7 e 8 anos para a má oclusão de classe III. Aproximadamente 500 g ou 250 g de força foram administrados até o final do período de crescimento juvenil para mini-mamã 12 horas por dia. Os resultados foram comparados com 7 indivíduos com relação ideal de classe I e verificou-se que a mentoneira inibe significativamente o crescimento mandibular.

Outro estudo realizado por Deguchi et al[139], analisou os registos cefalométricos de dois grupos (utilização a curto prazo da mentoneira e utilização a longo prazo da mentoneira). Para o curto prazo, 500 g de força foram administrados por 31 meses. Por outro lado, para longo prazo, 250 g a 300 g de força foram administrados por 86 meses. O estudo mostrou que o tratamento a curto prazo resultou numa ligeira melhoria, enquanto o tratamento a longo prazo resultou numa melhoria significativa da má oclusão de classe III. Outro estudo de grupo foi realizado com a mesma força, mas um grupo (força de 250 g a 300 g) usou o aparelho 14 horas por dia durante 2 anos e outro grupo (força de 500 g) usou o aparelho apenas durante a noite. O estudo estabeleceu que o protocolo agressivo de terapia com mentoneira é uma solução ortopédica para o desenvolvimento de más oclusões de classe III.

Ko et al [140] verificaram que a terapia da mentoneira era aplicável a más oclusões esqueléticas de Classe III com excesso mandibular em pacientes em crescimento, mas o resultado dependia do padrão esquelético facial antes da terapia da mentoneira e da gravidade da

a discrepância ântero-posterior da mandíbula. Tahmina et al[141] concluíram no seu estudo que a mandíbula do grupo instável tinha um ângulo goníaco significativamente maior do que o do grupo estável na fase inicial e que a mandíbula mostrava uma rotação para baixo e para trás durante o tratamento inicial e depois rodava para cima e para a frente após a correção da mordida cruzada anterior no grupo instável. Concluiu-se que o tipo de rotação e deslocamento mandibular e o grau de crescimento para frente da mandíbula foram fundamentais para os resultados do tratamento em pacientes em crescimento com má oclusão de Classe III após a terapia com mentoneira.

Vantagens do copo para queixo

- Altera a direção do crescimento mandibular, rodando o queixo para baixo e para trás.
- Inclinação lingual dos incisivos inferiores como resultado da pressão do aparelho no lábio inferior e na dentição.

Desvantagens do copo para queixo

Não pode ser utilizada em doentes com altura facial anterior inferior excessiva.

Revisões sistemáticas recentes mostraram que existe uma concordância considerável entre os estudos de que a terapia da mentoneira pode ser usada para o tratamento intercetivo da má oclusão de Classe III em crescimento, com base em resultados favoráveis a curto prazo.[98,99] foi observado que essas mudanças não são mantidas a longo prazo e o padrão normal de crescimento da mandíbula se restabelece se a terapia com a mentoneira for interrompida antes do término do crescimento.[100] Por isso, recomenda-se que os pacientes com má oclusão de Classe III com prognatismo mandibular usem o aparelho de mentoneira até o término do crescimento para manter os efeitos do tratamento com a terapia com a mentoneira. Deve-se ter um cuidado especial ao decidir a terapia da mentoneira em pacientes que se apresentam na dentição mista com prognatismo mandibular acentuado, particularmente se associado a proporções verticais aumentadas, pois esses pacientes são frequentemente melhor tratados por abordagem ortognática cirúrgica, quando seu crescimento estiver completo.

Uma vez que o prognóstico a longo prazo da terapêutica com copa para queixo é imprevisível, os prestadores de cuidados do doente devem ser sempre informados desse facto antes de iniciarem a terapêutica com copa para queixo. A linha de força da força aplicada para a terapia da mentoneira deve ser direcionada ao longo das linhas que vão do ponto do queixo até às cabeças dos côndilos, bilateralmente, num intervalo de 400-500 g, 10-14 horas por dia. (Figura 37) Ao experimentar o aparelho de mentoneira nos doentes, deve ter-se o cuidado de assegurar que a mentoneira não colide com os lábios inferiores, pois pode causar retroinclinação dos incisivos inferiores e recessão da gengiva labial.

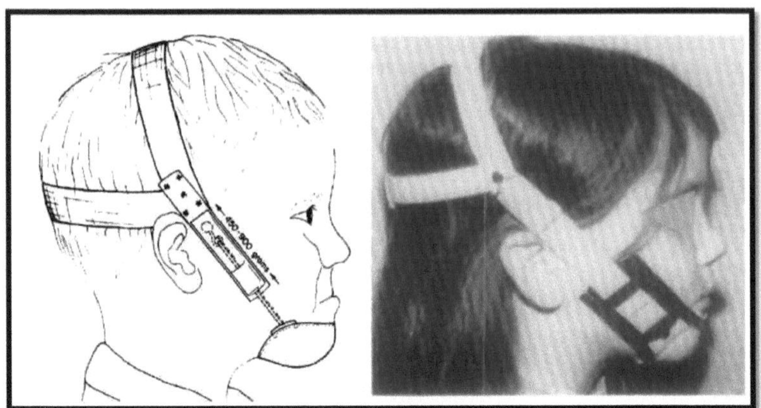

Figura 37.aparelho de queixo com a linha de força a passar pelo côndilo.

O aparelho Chincup é utilizado no tratamento das más oclusões de Classe III devido à mandíbula prognática há muitos anos. Algumas pesquisas, avaliando os efeitos do aparelho chincup, relataram que o crescimento mandibular foi inibido[142] ou que a forma da mandíbula foi alterada pela terapia com o chincup; entretanto, muitas pesquisas afirmaram que o crescimento da mandíbula não foi afetado pela força de retração aplicada na mandíbula pelo chincup.[143] É geralmente aceito que, pela terapia com o chincup, o crescimento mandibular não é inibido, mas a direção do crescimento mandibular é alterada para baixo e para trás. Vários estudos indicaram que a chincup não só tem efeitos sobre o crescimento da mandíbula, mas também sobre as estruturas da base do crânio.[143] Ritucci e Nanda[145] relataram que a chincup causa um fechamento do ângulo de flexão craniana (N-S-Ba) associado à inibição do crescimento posterior da base posterior do crânio no básio e ao movimento ascendente da sela. Essa alteração posicional da articulação temporomandibular (ATM) pode afetar diretamente a posição da mandíbula. Wendl *et al.*[v44] relataram que, a longo prazo, o acompanhamento do tratamento precoce com chincup afetou o comprimento do corpo mandibular, o comprimento mandibular efetivo, o SNB, o ANB e o ângulo goníaco, e que esse tipo de tratamento precoce não teve impacto adverso nas ATMs.

Embora estudos tenham avaliado os efeitos biomecânicos de vários vetores de força do chincup na mandíbula e na ATM, não existem dados disponíveis sobre os efeitos biomecânicos do aparelho em todo o sistema craniofacial. Portanto, nosso objetivo neste estudo foi avaliar os efeitos biomecânicos do tratamento com chincup nas estruturas craniofaciais usando um modelo tridimensional (3D) de elementos finitos (FE).

Basciftci *et al.*[146] aplicaram uma força de pinça com magnitude de 500 g em três direções diferentes como cabeça do queixo-côndilo, queixo-processo coronoide e queixo na frente do processo coronoide e avaliaram a distribuição de tensões na mandíbula. As tensões de von Mises mais elevadas foram observadas na região do côndilo e na parte posterior do ramo, e as tensões tenderam a aumentar quando o vetor de força se afastou da cabeça do côndilo. A média das tensões de von Mises na cabeça do côndilo foi de 0,069 MPa quando a força passou pela cabeça do côndilo e tendeu a diminuir através do processo coronoide. No nosso estudo, o vetor de força passou pela cabeça do côndilo e as tensões mais elevadas foram observadas no colo do côndilo (1,32 MPa).

Tanne *et al.*,[147] no seu estudo de FE, aplicaram uma força de 400 g na direção da cabeça do queixo-côndilo. Foram observadas tensões de tração na superfície exterior da mandíbula e tensões de compressão no interior da mandíbula. Os investigadores referiram que esta diferença de tensão na mandíbula foi responsável pelas alterações morfológicas no osso provocadas pela terapia com chincup. As tensões no corpo da mandíbula eram maiores do que as tensões observadas na cabeça do côndilo

Ritucci e Nanda[145]aplicaram 500 g de força na direção queixo-côndilo pescoço e compararam os efeitos da terapia chincup com o grupo de controlo. Os resultados deste estudo indicam que a chincup causa um fechamento no ângulo N-S-Ba, inibição do crescimento posterior do ponto Ba, e impõe uma tendência de crescimento vertical nos pontos nasion e sella. O chincup inibe significativamente o crescimento vertical anterior e posterior da maxila e o crescimento da altura facial anterior superior. Como o desenvolvimento da altura facial vertical posterior é mais inibido do que o da altura facial anterior, ocorre uma rotação da maxila no sentido horário. No nosso estudo, a distribuição das tensões de von Mises, especialmente no processo frontal da maxila, concorda com os estudos que sustentam que o chincup foi eficaz na maxila.

Aparelho de tração em tandem para a proa

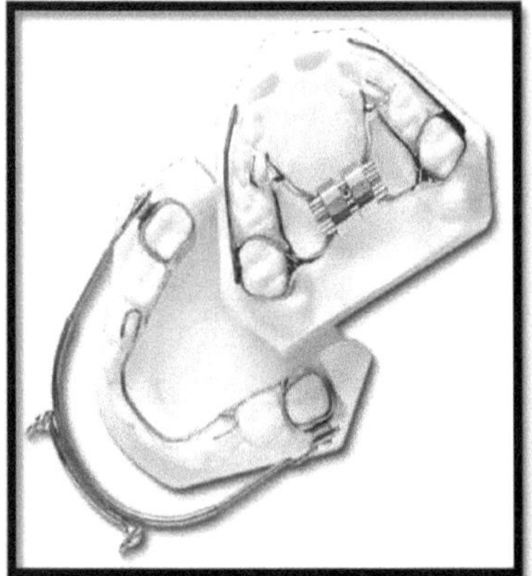
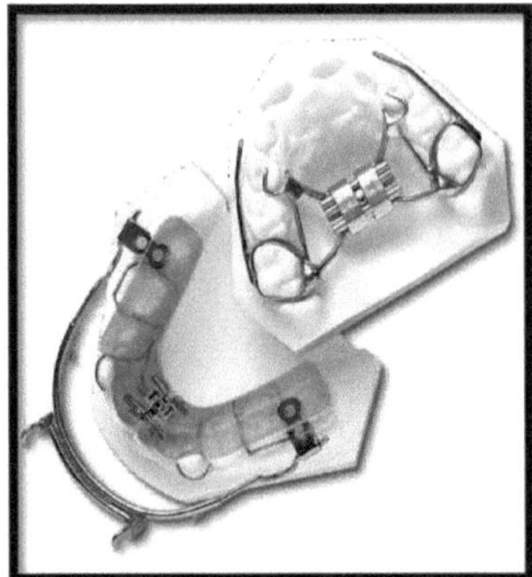

Figura 38: Aparelho em tandem A.mta fixo B.mta amovível

Chun et al148, em 1999, introduziram um aparelho intraoral conhecido como tandem traction bow appliance (ttba).

O TTA é um aparelho intraoral que possui um componente maxilar e dois componentes mandibulares removíveis, facilitando assim a manutenção da higiene oral do paciente. Acima de tudo, a sua natureza intra-oral torna o aparelho altamente estético, e a sua natureza removível torna-o amigo do paciente (figura 38). O MTA tem três componentes, um fixo e dois removíveis. O aparelho fixo superior pode ser um expansor maxilar tradicional, com ou sem acrílico palatino (Fig. 39A), um Quad Helix** ou um aparelho de Nance. Os braços vestibulares soldados são usados para tração elástica. Podem ser adicionados braquetes superiores, dependendo da idade do paciente e da situação clínica.

O aparelho inferior é composto por um retentor acrílico amovível com cobertura oclusal posterior e tubos do aparelho extrabucal embutidos na área dos primeiros molares inferiores (Fig. 39B). Os grampos Delta nos primeiros molares permanentes ou nos segundos molares decíduos e os grampos "C" nos caninos decíduos inferiores são usados para retenção mecânica, essencial para a estabilidade e cooperação. Recomenda-se a colagem de um pequeno botão de acrílico nas superfícies vestibulares dos caninos inferiores para que os grampos em "C" se encaixem sobre os botões. Na dentição decídua, onde a retenção pode ser mais problemática, deve ser adicionado um parafuso de expansão da linha média inferior

[149] Os pais são aconselhados a ativar o parafuso um quarto de volta, conforme necessário, para garantir uma retenção adequada entre as visitas. A tração com elástico ortopédico pesado (400g por lado) do arco facial para os braços vestibulares do aparelho fixo superior fornece a força de protração para a maxila (Fig. 1C). Entretanto, os pacientes são instruídos a começar a usar o aparelho com elásticos de treinamento mais leves, de 230g.

A duração do uso é mais importante do que a força do elástico. O aparelho, de acordo com a dinâmica de crescimento, foi modificado em 2003 pela klempner e passou a ser conhecido como aparelho tandem modificado (mta).[150]

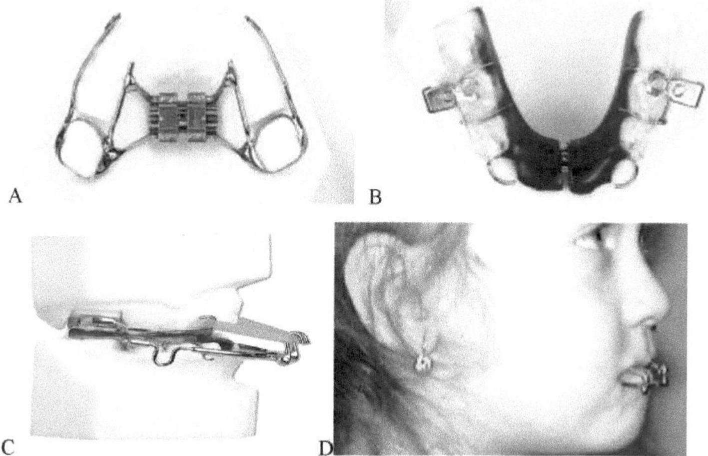

Figura 39 A. Aparelho fixo superior com expansor palatino. B. Aparelho inferior removível em acrílico, com cobertura oclusal posterior e tubos de extração vestibular. C. Aparelho fixo
Aparelho Tandem com tração elástica pesada do arco facial para os braços vestibulares do aparelho fixo superior (fotos © 2003 DynaFlex, Ltd.). D. O desenho estético promove a cooperação.

Aparelho de arco de tração em tandem modificado

O TTBA modificado era composto por uma tala superior, uma tala inferior e um arco de tração. A tala superior possuía fechos de Adams na região posterior para retenção e ganchos elásticos entre os incisivos centrais e laterais superiores. A tala superior cobria as superfícies palatina e oclusal, além de 1-2mm da face vestibular dos dentes superiores. A tala inferior cobria as superfícies vestibular e lingual dos dentes inferiores. Tubos ativadores foram embutidos na região posterior do splint inferior. Um arco facial convencional foi modificado e usado como arco de tração. Os arcos externos do arco facial foram cortados em aproximadamente 3 cm e moldados como uma letra 'S' (Figura 39a). Dois elásticos que exerciam uma força de 400-500 g de um lado foram usados entre os ganchos labiais e o arco de tração. A força do elástico foi direcionada entre 35 e 40 graus em relação ao plano oclusal, organizando a posição dos arcos de tração externos (Figura 39b)[100]. Chun *et al.* (1999) aplicaram uma força elástica direcionada a aproximadamente 20 graus em relação ao plano oclusal. No presente estudo, os pacientes foram instruídos a usar o aparelho aproximadamente 14-16 horas por dia. As indicações para o tratamento com um TTBA modificado incluem indivíduos com uma Classe III esquelética (devido à retrusão maxilar ou a uma combinação de retrusão maxilar e protrusão mandibular) e um ângulo SN/gogn ótimo. Como a visão extrabucal do aparelho é mais estética em comparação com uma máscara facial, ele pode ser uma boa alternativa para pacientes que não colaboram com o tratamento.[101]

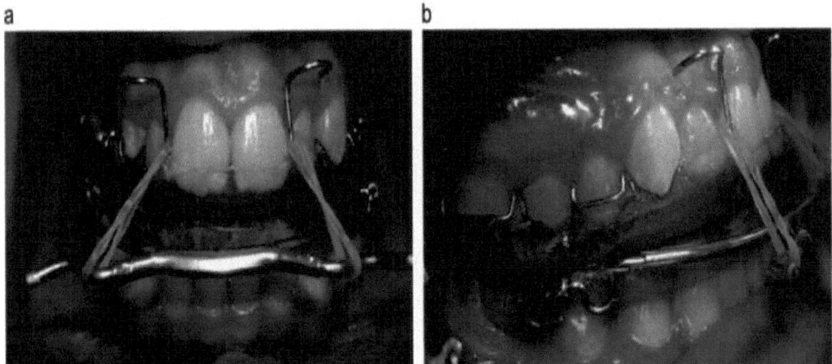

Figura 39. Vista anterior (e) e lateral (f) do TTBA modificado.

Alt-RAMEC na terapia da FM de origem dentária

A expansão maxilar utilizada na terapia da FM, que deve ser a desarticulação adequada das suturas e o deslocamento da maxila anterior, ao invés de expandir a largura da maxila. Um novo protocolo denominado expansão e constrição alternada da maxila (Alt-RAMEC) foi então proposto no tratamento de pacientes com fissuras palatinas. Foi observado um movimento anterior da maxila mais notável no grupo Alt-RAMEC/FM, enquanto a expansão excessiva do palato foi evitada. Posteriormente, Yen et al. modificaram o protocolo e apresentaram 8 semanas de Alt-RAMEC seguido de protração; os pacientes foram instruídos a usar elásticos intermaxilares Classe III durante o dia e FM à noite.

Design de electrodomésticos

Um novo expansor rápido do maxilar com articulação dupla* foi concebido para expandir e rodar cada metade do maxilar para fora, para uma maior deslocação anterior com menor risco de reabsorção óssea atrás das tuberosidades maxilares [12] Fig. 41). Semelhante a um aparelho em W, é composto por um parafuso central preso por dois parafusos, um corpo anterior que liga os parafusos e duas dobradiças posteriores. Embora o último estudo de Canturk e Celikoglu[151] não tenha sugerido diferenças significativas entre o tratamento de FM iniciado simultaneamente e após o Alt-RAMEC, o primeiro protocolo foi recomendado para aumentar a eficiência.

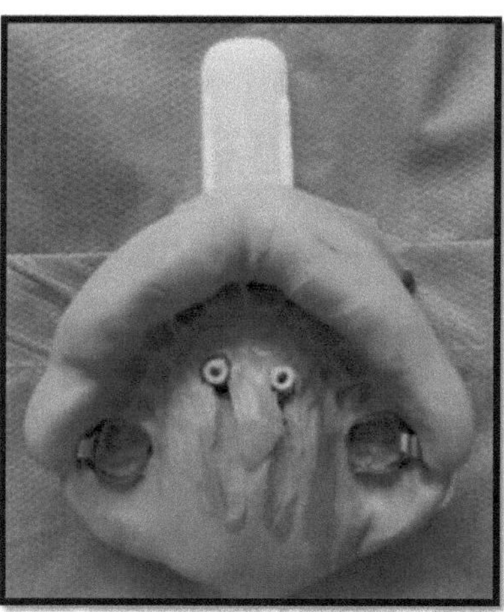

Figura 40 Dispositivos intra-orais: Impressão de silicone para o fabrico de alt -ramec;

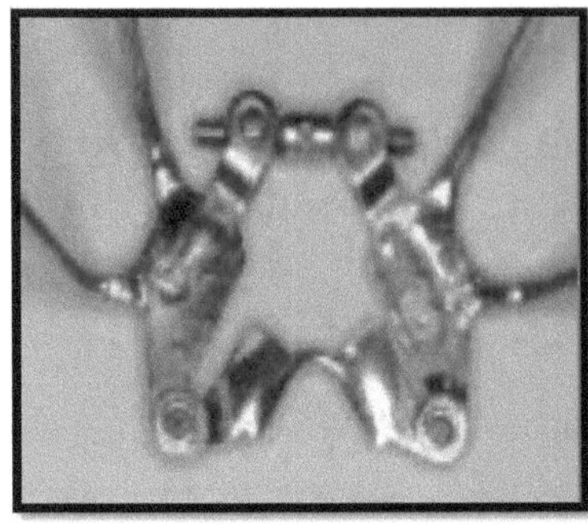

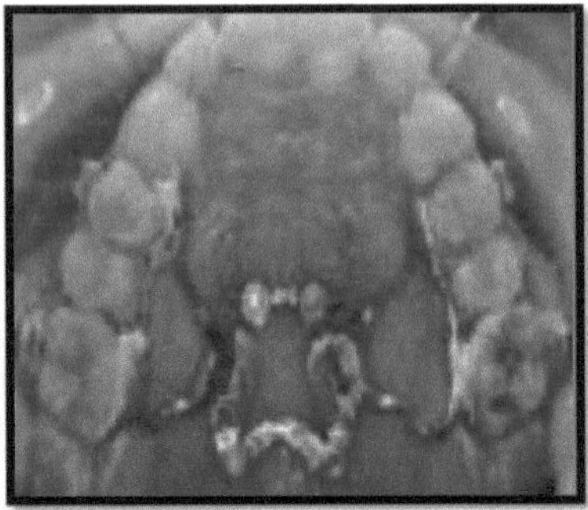

Fig.41 Expansor rápido do maxilar com articulação dupla

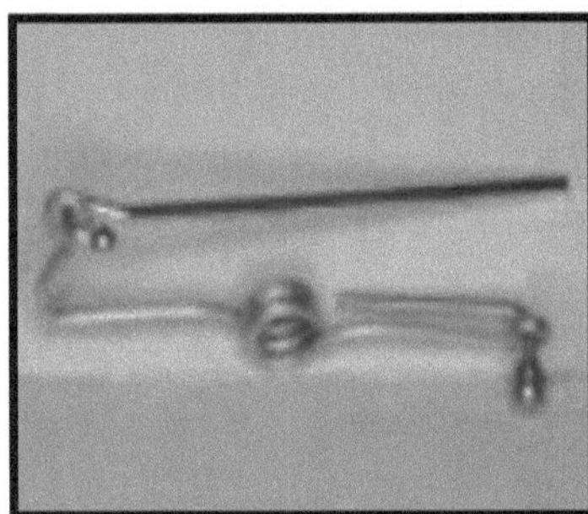

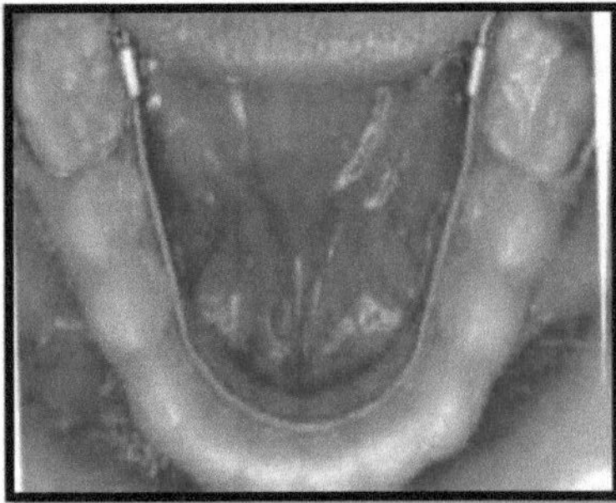

Fig.42. Mola de protracção maxilar 2TMA (A) e arco de suporte lingual mandibular (B).A. Hélice dupla dobrada em fio TMA .036" com alicate de Young.

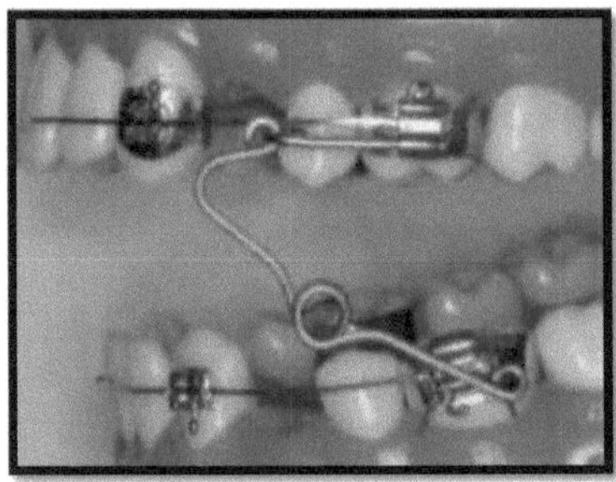

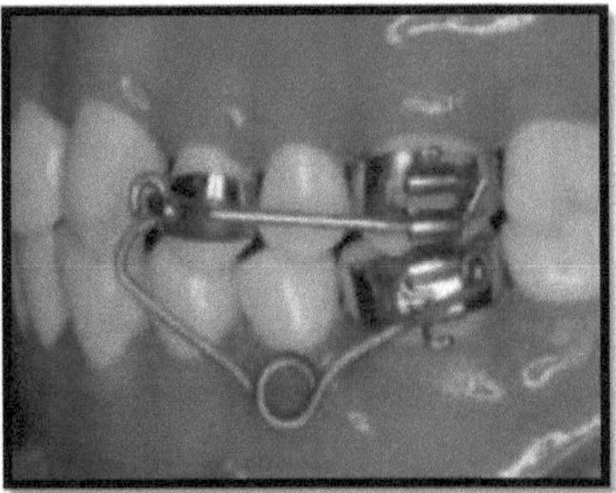

Fig. 43 A. A mola de protracção do maxilar é passiva na abertura mandibular. B. A mola comprime-se a um ângulo de 100-120° no fecho mandibular, gerando 300-400g de força horizontal e ascendente.

No entanto, o aprimoramento da Alt-RAMEC na protração maxilar para pacientes com palato não-flecha permanece controverso. Foram relatados vários estudos relevantes com resultados inconsistentes, que variaram em desenhos de estudo, tamanho da amostra e abordagens de pesquisa.[151-155] Masucci et al indicaram que a Alt-RAMEC/FM resultou em mais efeitos esqueléticos em comparação com a ERM/FM. [15]2 encontraram maior avanço maxilar no último protocolo.

Além disso, ao contrário do protocolo simultâneo que utilizamos neste estudo, a maioria dos estudos anteriores implementou Alt-RAMEC e protração maxilar separadamente.[155,156] Um número limitado de estudos focou na eficácia da terapia simultânea Alt-RAMEC/FM. Baik[158] afirmou que a protração durante a expansão palatina causaria mais rotação anti-horária do plano palatino.

Aparelhos de ancoragem óssea

Aparelhos ancorados no osso O tratamento intercetivo das más oclusões de classe III com um aparelho de protracção suportado pelo dente (por exemplo, máscara facial) coloca frequentemente problemas de alterações dentárias indesejadas, tais como 1. A inclinação vestibular dos molares superiores e a extrusão podem levar a um aumento das dimensões verticais e ao crescimento da mandíbula para baixo e para trás; 2. Diminuição do comprimento da arcada devido ao movimento mesial dos molares superiores, levando ao apinhamento dos dentes anteriores. Numa tentativa de ultrapassar as limitações dos aparelhos de suporte dentário no tratamento intercetivo das más oclusões de classe III.

Os dois principais tipos de terapia BAMP são:

Tipo 1: Envolve a instalação de duas miniplacas na crista infrazigomática e a utilização de uma máscara facial para protracção (figura 44).

Tipo 2: Envolve a instalação de duas miniplacas na crista infrazigomática e na sínfise mandibular e a utilização de elásticos intermaxilares de Classe III para protracção. (figura45)

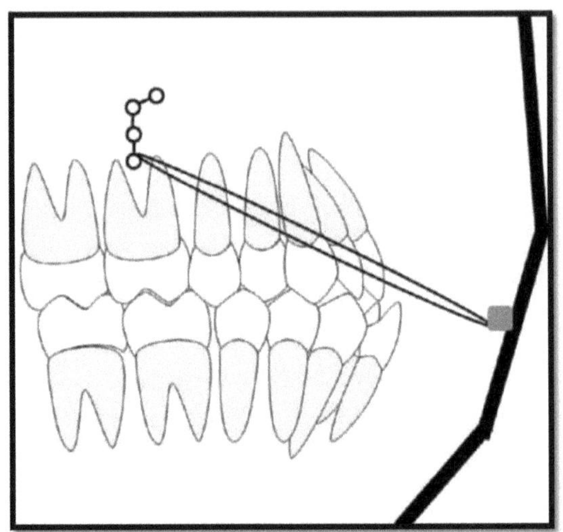

Figura 44: Terapia BAMP de tipo 1

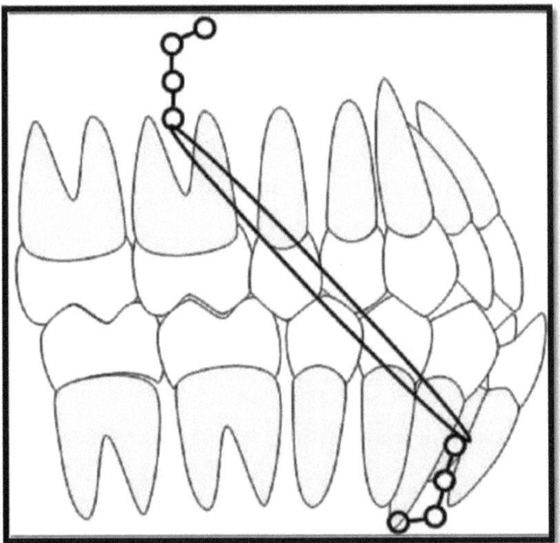

Figura45: Terapia BAMP de tipo 2

Ativação

Na terapia BAMP tipo 1, depois de permitir a cicatrização dos tecidos moles durante 3 semanas, são aplicadas forças ortopédicas pesadas. Os elásticos extra-orais das miniplacas para a máscara facial, aplicando 400-500 g de força por lado, são direcionados 30° para baixo e para a frente do plano oclusal maxilar. Pede-se aos pacientes que usem os elásticos durante 14-16 horas continuamente e que os substituam uma vez por dia. É colocada uma placa de mordida maxilar removível que cobre as superfícies oclusais posteriores para eliminar as interferências oclusais na região dos incisivos até se obter a correção da mordida cruzada anterior.

Na terapia BAMP tipo 2, as miniplacas são carregadas da mesma forma, 3 semanas após a cirurgia. Os elásticos de classe III aplicam uma força inicial de cerca de 150 g de cada lado inicialmente, que é aumentada para 200 g após 1 mês de tração e para 250 g após 3 meses. Pede-se aos pacientes que usem os elásticos durante 24 horas por dia, substituindo-os diariamente. Após 2-3 meses de tração inter-maxilar, é inserida uma placa de mordida removível na arcada superior para eliminar a interferência oclusal na região dos incisivos até se obter a correção da mordida cruzada anterior.

As experiências e os problemas dos cirurgiões e dos pacientes com as placas foram descritos por De Clerck *et al.* Num caso, o desgaste elástico foi iniciado após 1 mês e nos outros 2 casos após 2 meses. Verificou-se que a tração moderada e contínua através do desgaste elástico produziu resultados favoráveis em todos os três casos. Ao contrário da cirurgia ortognática, que é realizada no final da fase de crescimento, na BAMP, a aparência do paciente não piora durante os anos de crescimento, proporcionando assim um benefício psicológico também

Os aparelhos de protração maxilar ancorados no osso (bamp) têm sido usados recentemente.[14] Os aparelhos bamp tipicamente envolvem o uso de elásticos de classe iii presos entre miniplacas colocadas na crista infrazigomática e miniplacas colocadas na região da sínfise mandibular ou presas à máscara facial extrabucal (figura 24). O sucesso destas miniplacas está relacionado com a técnica cirúrgica e com a espessura e qualidade do osso. Particularmente na maxila, a qualidade óssea muitas vezes não é tão boa até que o paciente tenha pelo menos 11 anos de idade; assim, essa técnica interceptativa tende a ser utilizada em pacientes um pouco mais velhos do que os aparelhos dentários.

Os resultados de um estudo inicial sobre os efeitos do bamp em comparação com o crescimento dos indivíduos da classe III não tratados mostraram que o protocolo bamp induziu um incremento médio no avanço esquelético e dos tecidos moles das estruturas maxilares de cerca de 4 mm com alterações insignificantes na inclinação do incisivo maxilar e no padrão esquelético vertical[158].

Pesquisas recentes também descobriram que um aparelho híbrido de expansão palatina rápida ancorado no osso hyrax minimizou o efeito colateral encontrado pelos aparelhos de expansão palatina rápida ancorados no dente para expansão e protração da maxila e pode servir como um aparelho de tratamento alternativo para corrigir pacientes de classe iii com um padrão de crescimento hiperdivergente.[1] Assim, o bamp tem demonstrado resultados iniciais promissores em seu potencial de oferecer maiores alterações esqueléticas, com menor deslocamento indesejado da dentição, porém existem variações imprevisíveis nos resultados individuais, sendo necessárias pesquisas de alta qualidade para investigar melhor essa técnica.

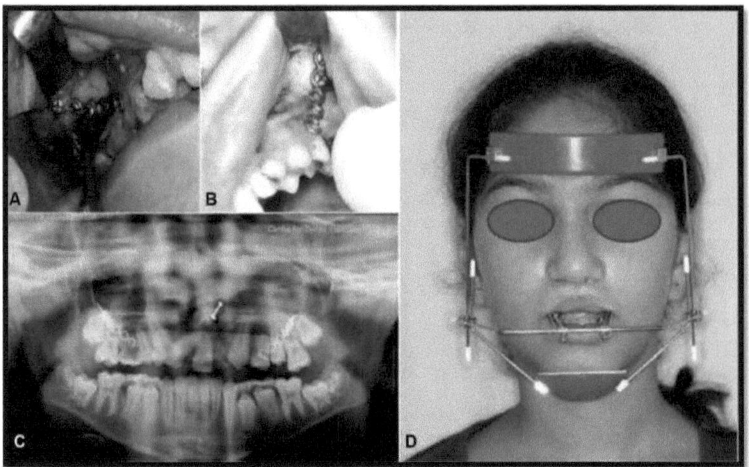

Figura 46 Protracção da maxila com ancoragem óssea: (a) colocação de miniplaca na crista infrazigomática; (b) miniplaca in situ; (c) opg mostrando as miniplacas; e (d) máscara facial fixada às miniplacas através de elásticos de classe iii para protracção da maxila.(Abreviatura: opg, ortopantomograma)

Talas de empurrar 3

Ferro et al propuseram uma nova abordagem ortopédica para o tratamento da Classe III: Splints, elásticos de Classe III e mentoneira (SEC III). Esse aparelho é baseado em dois splints oclusais de acrílico combinados com elásticos de Classe III e uma mentoneira; o uso da mentoneira tem como objetivo reduzir a rotação da mandíbula no sentido horário 1[63]. O vetor de força dos elásticos de Classe III gera um componente vertical e sagital. O componente vertical induz a rotação da mandíbula no sentido horário, devido à extrusão dos molares superiores.

Pushing Splints 3 (PS3), um novo dispositivo ortopédico composto por duas talas de acrílico e um módulo de pinos em L Forsus™ Fatigue Resistant Device (3M Unitek Corp, Monrovia, CA, EUA) de cada lado. Esta posição invertida

O pino em L do Forsus™ Fatigue Resistant Device também foi usado recentemente no tratamento da má oclusão de Classe III com aparelhos fixos e mini-implantes. O Forsus™ L-pin produz um vetor distalizante e intrusivo no molar inferior e um vetor mesializante e intrusivo no canino superior (Figura 47).

Conceção de aparelhos

O aparelho PS3 é composto por três componentes: duas talas acrílicas amovíveis e um módulo Forsus™ L-pin de cada lado. As duas talas cobrem todas as coroas dentárias - geralmente 6 a 6 - em ambas as arcadas.

Os módulos Forsus™ são usados para aplicar uma força de 200 gramas por lado, numa direção para a frente, na tala superior, e numa direção para trás, na tala inferior. O aparelho PS3 produziu alterações dentoalveolares significativas, tais como a retrusão dos incisivos inferiores e a protrusão dos incisivos superiores, e não podia ser indicado em pacientes com incisivos superiores proclinados. Atalay e Tortop 1[6]1 e Baik *et al.* 1[58]relataram resultados semelhantes com diferentes aparelhos removíveis. Cozza *et al.* 1[62] relataram que, com o FM e um aparelho bite block, o efeito da protração maxilar não causou protração significativa dos incisivos superiores ou retração dos incisivos inferiores.

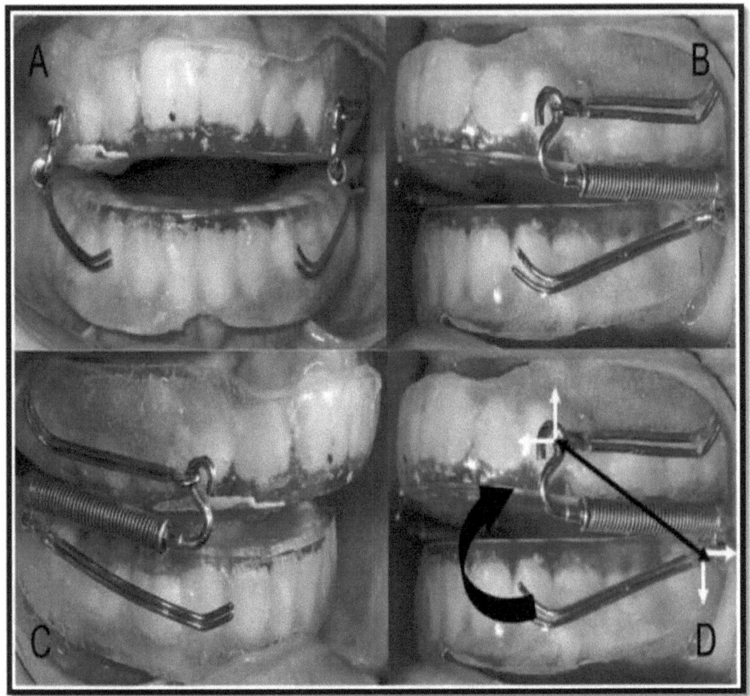

Figura 47. (A) Pushing Splints 3 aparelho intraoral frontal, (B) intraoral do lado esquerdo, (C) intraoral do lado direito, e (D) diagrama com vectores de força. Os principais vectores de força produzidos pelo Forsus™ L-pin (seta preta) apresentam quatro componentes diferentes, componentes distalizantes e intrusivos no molar inferior (setas brancas) e componentes mesializantes e intrusivos no canino superior (setas brancas). Essa força produz um momento anti-horário (seta preta).

CONCLUSÃO

Os pacientes em crescimento com má oclusão de Classe III podem apresentar deficiência maxilar, prognatismo mandibular ou uma combinação de ambos. Durante as últimas décadas, dependendo da idade dentária, de precoce a tardia, a deficiência maxilar num paciente em crescimento podia ser tratada ortopedicamente através de uma máscara facial de protracção ou aparelho extrabucal invertido na dentição mista precoce, expansão rápida da maxila e máscara facial de protracção na dentição mista tardia, ou através de expansões e constrições rápidas da maxila alternadas e molas de protracção intra-orais na dentição permanente precoce. Embora a maioria destas técnicas de protracção ortopédica maxilar tenham apresentado resultados primários convincentes a curto prazo, ainda não foram capazes de provar a sua eficácia a longo prazo durante toda a puberdade, especialmente sob a recidiva da protracção ortopédica maxilar e após o subsequente crescimento mandibular. É sabido que todos os tratamentos ortodônticos têm uma certa percentagem de recidiva, independentemente da técnica de tratamento, e dificilmente conseguimos evitar ou parar a recidiva, incluindo a protracção ortopédica maxilar em pacientes em crescimento com má oclusão de Classe III. Para controlar a recidiva da protração ortopédica da maxila, é necessário crescer a maxila não só através do crescimento das suturas circumaxilares por protração, mas também através do crescimento da superfície periodontal (endósteo) e periosteal da maxila, especialmente no processo dentoalveolar anterior da maxila. Esta ideia controla a recidiva da protracção ortopédica do maxilar e trata a deficiência vertical do maxilar ao mesmo tempo, e requer definitivamente mais estudos clínicos para a tornar realidade.

Embora o pensamento fora da caixa seja importante, ninguém seria capaz de imaginar ou prever qual seria o tratamento ortodôntico para os problemas não resolvidos em pacientes com Classe III em crescimento.

BIBLOGRAFIA

1) Havens DC, McNamara Jr JA, Sigler LM, Baccetti T. O papel do sorriso posado na estética facial geral. The Angle Orthodontist. 2010 Mar;80(2):322- 8.

2) Korbmacher H, Kahl-Nieke B, Schnabel S. Early orthodontic treatment of Class-III malocclusion in Germany (Tratamento ortodôntico precoce da má oclusão de Classe III na Alemanha). Journal of Orofacial OrthopedicsZFortschritte der Kieferorthopadie. 2000 maio;61(3):168-74.

3) Ngan P, He H. Protracção eficaz da maxila para pacientes de Classe III. InCurrent Therapy in Orthodontics 2010 Jan 1 (pp. 143-158). Mosby.

4) Sugawara J, Mitani H. Crescimento facial da má oclusão de classe III esquelética e os efeitos, limitações e adaptações dentofaciais a longo prazo à terapia com chincap. In Seminários em Ortodontia 1997 Dez 1 (Vol. 3, No. 4, pp. 244-254). WB Saunders.

5) Battagel JM. Os factores etiológicos da má oclusão de Classe III. O Jornal Europeu de Ortodontia. 1993 Oct 1;15(5:347-70.

6) Jaradat M. Uma visão geral da má oclusão de Classe III (prevalência, etiologia e gestão). desenvolvimento. 2018; 7:8.

7) G, Koretsi V, Eliades T, Papageorgiou SN. Efeito do tratamento ortopédico da má oclusão de classe III nas vias aéreas superiores: uma revisão sistemática e meta-análise. Jornal de medicina clínica. 2020 Sep 18;9(9):3015.

8) Hidaka O, Adachi S, Takada K. A diferença na posição condilar entre a relação cêntrica e a oclusão cêntrica em pacientes ortodônticos japoneses em pré-tratamento. The Angle Orthodontist. 2002 Aug;72(4):295-301.

9) Azamian Z, Shirban F. Opções de tratamento para a má oclusão de classe III em pacientes em crescimento, com ênfase na protracção maxilar. Scientifica. 2016 Jan 1;2016.

10) Diagnóstico e tratamento da má oclusão de pseudo-classe III Ariel Reyes.

11) Macdonald KE, Kapust AJ, Turley PK. Alterações cefalométricas após a correção da má oclusão de Classe III com expansão maxilar e terapia com máscara facial. American Journal of Orthodontics and Dentofacial Orthopedics (Jornal Americano de Ortodontia e Ortopedia Facial). 1999 Jul 1;116(1):13-24.

12) Canturk BH, Celikoglu M. Comparação dos efeitos do tratamento com máscara facial iniciado simultaneamente e após a conclusão do procedimento alternativo de expansão e constrição rápida da maxila.Angle Orthod 2015;85:284

13) Burns NR, Musich DR, Martin C, Razmus T, Gunel E, Ngan P. Tratamento de camuflagem

de Classe III: quais são os limites? Revista americana de ortodontia e ortopedia dento-facial. 2010 Jan 1;137(1):9-e1.

14) De Clerck H, Cevidanes L, Baccetti T. Efeitos dentofaciais da protracção maxilar com ancoragem óssea: um estudo controlado de pacientes de Classe III tratados consecutivamente. Am J Orthod Dentofacial Orthop. 2010;138(5):577-581.

15) E A. Classificação da má oclusão. Dental Cosmos 1899; 41:248.

16) Sassouni V. Uma classificação dos tipos esqueléticos faciais. Am J Orthod Dentofacial Orthop 1969:55(2):109-23.

17) Miyajima K, McNamara JJA, Sana M, Murata S. Uma estimativa do crescimento craniofacial na Classe III feminina não tratada com mordida cruzada anterior. Am J Orthod Dentofacial Orthop 1997;112(4):425-34.

18) AT. Má oclusão de classe III: Um estudo cefalométrico de sauditas. Br J Orthod 1989;16(3):201-06.

19) Ast DB, Carlos JP, Cons NC. The prevalence and characteristics of malocclusion among senior high school students in upstate New York. Am J OrthodDentofacial Orthop 1965;51(6):437-45.

20) Krogman WM. The problem of "timing" in facial growth, with special reference to the period of the changing dentition. Am J Orthod Dentofacial Orthop 1951;37(4):253-76.

21) Jacobson A, Evans WG, Preston CB, Sadowsky PL. Prognatismo mandibular. Am J Orthod Dentofacial Orthop 1974;66(2):140-71.

22) Kelly. Uma avaliação da oclusão dos dentes das crianças. Centro Nacional de Estatísticas de Saúde 1973(74-1612).

23) Deitrich U. Variabilidade morfológica das relações esqueléticas de classe III revelada pela análise cefalométrica. Eur Orthod Soc 1970:131-43.

24) Ellis lii E, McNamara Jr JA. Componentes da má oclusão de classe III em adultos. J Oral Maxillofac Surg 1984;42(5):295-305.

25) Sanborn RT. Diferenças entre os padrões esqueléticos faciais da má oclusão de Classe III e da oclusão normal. Angle Orthod 1955;25(4):208-22.

26) Guyer EC, Ellis EE, McNamara JA, Behrents RG. Componentes da má oclusão de Classe III em jovens e adolescentes. Angle Orthod 1986;56(1):7-30.

27) Battagel. Os factores etiológicos da má oclusão de Classe III. Eur J Orthod 1993;15(5):347-70.

28) Tollaro I. Maloclusões de Classe III na dentição decídua: um estudo morfológico e de correlação. Eur J Orthod 1994;16(5):401-8.

29) Watanabe M, Suda N, Ohyama K. Prognatismo mandibular em famílias japonesas, verificado através de pacientes tratados ortognáticamente. Am J Orthod Dentofacial Orthop 2005; 128:466-70.

30) Schulze C, Weise W. Zur Vererburg der Progenie. Fortschr Kieferorthop 1965;26:213-29.

31) Wolff G, Wienker TF, Sander H. Sobre a genética do prognatismo mandibular: análise de grandes famílias nobres europeias. J Med Genet 1993; 30:112-6.

32) El-Gheriani AA, Maher BS, El-Gheriani AS, Sciote JJ, Abu-Shahba F, Al- Azemi R et al. Análise da segregação do prognatismo mandibular na Líbia. J Dent Res 2003; 82:523 7.

33) Cruz RM, Krieger H, Ferreira R, Mah J, Hartsfield J Jr, Oliveira S. Herança genética e multifatorial do prognatismo mandibular. Am J Med Genet A 2008; 146:71-7.

34) Griffiths AJF, Miller JH, Suzuki DT, Lewontin RC, Gelbart WM. An Introduction to Genetic Analysis, 5ª ed., Nova Iorque. Nova Iorque: W.H. Freeman and Company; 1993.

35) Latham RA. O ponto da sela e o crescimento pós-natal da base do crânio humano. Am J Orthod 1972; 61: 156-62.

36) Kwong WL e Lin JJ. Comparação entre pseudo e verdadeira má oclusão de Classe III por análise cefalométrica do Veterans General Hospital. Clin Dent 1987; 69-78.

37) Chang H-P, Kinoshita Z, Kawamoto T. Padrão craniofacial da dentição decídua de Classe III. Angle Orthod 1992;62(2):139-44.

38) Proff P. Will F, Bokan I, Fanghnel J, Gedrange T. Caraterísticas da Base Craniana em Pacientes com Classe III Esquelética. Angle Orthod 2008;78(3):433-39.

39) Haas DW, Martinez F, Eckert GJ, Diers NR. Medidas do comprimento mandibular: A Comparison of Articulare vs Condylion. Angle Orthod 2001;71(3):210-15.

40) Singh GD, Jr JAM, Lozanoff S. Morfometria da base do crânio em indivíduos com má oclusão de classe III. J Dent Res 1997;76(2):694.

41) Andria LM, Leite LP, Prevatte TM, King LB. Correlação do ângulo da base do crânio e seus componentes com outras variáveis dentárias/esqueléticas e tempo de tratamento. Angle Orthod 2004;74(3):361-66.

42) Franchi L, Baccetti T. Deficiência transversal da maxila nas más oclusões de Classe II e Classe III : um estudo cefalométrico e morfométrico em filmes póstero-anteriores. Orthod Craniofac Res 2005;8(1):21-28,

43) Thein SL, Menzel S. Discovering the genetics underlying foetal haemoglobin production in adults (Descobrir a genética subjacente à produção de hemoglobina fetal em adultos). Br J Haematol 2009; 145:455-67.

44) Yamaguchi T, Park SB, Narita A, Maki K, Inoue I. Análise de ligação ao nível do genoma do prognatismo mandibular em pacientes coreanos e japoneses. J Dent Res 2005; 84:255-9.

45) Frazier-Bowers S, Rincon-Rodriguez R, Zhou J, Alexander K, Lange E. Evidência de ligação numa coorte hispânica com um fenótipo dentofacial de Classe III. J Dent Res 2009; 88:56-60.

46) Pei M. Luo J, Chen Q. Enhancing and maintaining chondrogenesis of synovial fibroblasts by cartilage extracellular matrix protein matrilins. Osteoarthritis Cartilage 2008; 6:1110-7.

47) Hu JC, Simmer JP. Biologia do desenvolvimento e genética das malformações dentárias. Orthod Craniofac Res 2007; 10:45-52.

48) Dohmoto A, Shimizu K, Asada Y, Maeda T. Loci de caraterísticas quantitativas nos cromossomas 10 e 11 que influenciam o tamanho da mandíbula das estirpes de ratos SMXA RI. J Dent Res 2002; 81:501-4.

49) Vieille-Grosjean 1, Hunt P, Gulisano M, Boncinelli E, Thorogood P. Branchial HOX gene expression and human craniofacial development. Dev Biol 1997; 183:49-60.

50) Hajjar D, Santos MF, Kimura ET. O aparelho propulsivo estimula a síntese dos factores de crescimento semelhantes à insulina I e II na cartilagem condilar mandibular de ratos jovens. Arch Oral Biol 2003; 48:635-42.

51) Garofalo S, Vuorio E, Metsaranta M, Rosati R, Toman D, Vaughan J et al. Quantidades reduzidas de fibrilas de colagénio da cartilagem e anomalias da placa de crescimento em ratinhos transgénicos que apresentam uma mutação glicina-tocisteína no gene da cadeia alfa 1 do procolagénio de tipo II do rato. Proc Natl Acad Sci USA 1991; 88:9648-52.

52) Sato K. Os últimos resultados e uma visão do estudo de crescimento. J Tohoku

Orthod Soc 1996; 38-52

53) Sato K, Jinno K e Mitani H. Tempo de crescimento da altura em pé, da mandíbula e dos ossos da mão em mulheres da classe III do esqueleto. Tohoku Univ Dent J 1990; 9: 65-72.

54) Tanner JM, Whitehouse RH, Cameron N, et al. Assessment of skeletal maturity and prediction of adult height (TW2 method). 2.ª ed. Academic Press. Londres, 1983.

55) Bandai E, Sugawara J, Umemori M, et al. Crescimento craniofacial do prognatismo mandibular em raparigas japonesas durante o período de crescimento pubertário: Estudo longitudinal dos 9 aos 14 anos de idade. Orthod Waves 2000; 59: 77-89.

56) Sato K, Sugawara J e Mitani H. Estudo longitudinal sobre o crescimento craniofacial médio de raparigas com esqueleto Cl. III em raparigas no final da adolescência - Possibilidade de cirurgia ortognática precoce. Jpn Orthod Soc 1989; 48: 21-8.

57) Choi YH, Sato K e Mitani H. Caraterísticas de crescimento da face prognata com oclusão invertida do incisivo recidivado após terapia com chincap. Orthod Waves 1999; 58: 1-14.

58) Baccetti T, Franchi L, James A, et al. Crescimento em indivíduos Classe III não tratados. Semin Orthod 2007; 13: 130-142.

59) 59.Campbell PM. O dilema do tratamento da Classe III. Precoce ou tardio? Angle Orthod. 1983;53(3):175-191.

60) Wells AP, Sarver DM, Proffit WR. Eficácia a longo prazo da terapia de tração inversa do arnês. Angle Orthod. 2006;76(6):915-922. Ryu H-K, Chong H-J, An K-Y, Kang K-H. Resultados do tratamento a curto e longo prazo com ativador de Classe III. Korean J Orthod. 2015;45(5):226-235.

61) Yoshida I, Yamaguchi N, Mizoguchi I. Previsão do resultado pós-tratamento após tratamento combinado com protracção maxilar e aparelhos chincap. Eur J Orthod. 2006;28(1):89-96.

62) Choi YJ, Chang JE, Chung CJ, Tahk JH, Kim K-H. Previsão do sucesso a longo prazo do tratamento ortopédico em más oclusões esqueléticas de Classe III. Am J Orthod Dentofacial Orthop. 2017;152(2):193-203.

63) Björk A. Previsão da rotação do crescimento mandibular. Am J Orthod. 1969;55(6):585-599.

64) Hagg U, Tse A, Bendeus M, Rabie ABM. Acompanhamento a longo prazo do tratamento precoce com arnês invertido. Eur J Orthod. 2003;25(1):95-102.

65) Ngan P. Biomecânica da expansão e protracção da maxila em pacientes de Classe III. Am J Orthod Dentofacial Orthop. 2002;121(6):582-583.

66) Ngan P. Tratamento precoce e atempado da má oclusão de Classe III. Semin Orthod. 2005;11(3):140-145.

67) 67.Ngan P. Early treatment of Class III malocclusion: is it worth the burden? Am J Orthod Dentofacial Orthop. 2006;129(4): S82-S85.

68) Youssef MS, Nevzatoğlu S, Acar A. Análise do vetor de resposta ao tratamento de crescimento (GTRV) em pacientes de Classe III. Turkish J Orthod. 2012;25(3):214-223.

69) Ngan P. Tratamento da má oclusão de Classe III nas dentições decídua e mista. Em: Bishara SE, editor. Textbook of Orthodontics (Livro-texto de Ortodontia). Philadelphia: WB Saunders; 2001:375-414.

70) Battagel JM. Os factores etiológicos da má oclusão de Classe III. Eur J Orthod. 1993;15(5):347-370.

71) Turley PK. Tratamento da má oclusão de Classe III com expansão e protracção da maxila. Semin Orthod. 2007;13(3):143-157.

72) Hidaka O, Adachi S, Takada K. A diferença na posição condilar entre a relação cêntrica e a oclusão cêntrica em pacientes ortodônticos japoneses em pré-tratamento. Angle Orthod. 2002;72(4):295-301.

73) Rabie ABM, Gu Y. Critérios de diagnóstico da má oclusão de pseudo-classe III. Am J Orthod Dentofacial Orthop. 2000;117(1):1-9.

74) Stellzig-Eisenhauer A, Lux CJ, Schuster G. Decisão de tratamento em pacientes adultos com má oclusão de Classe III: terapia ortodôntica ou cirurgia ortognática? Am J Orthod Dentofacial Orthop. 2002;122(1): 27-37.

75) Ngan P. Tratamento precoce da má oclusão de Classe III: vale a pena o esforço? Am J Orthod Dentofacial Orthop. 2006;129(4): S82-S85.

76) Ngan P, Wei SHY. Tratamento precoce de pacientes com Classe III para melhorar a estética facial e prever o crescimento futuro. Hong Kong Dent J. 2004; 1:24-30.

77) Kale B, Buyukcavus MH. Comparação de avaliações tridimensionais de tecidos moles entre más oclusões esqueléticas e pseudo-classe III. Scientific RepoRtS. 2020

Sep 7;10(1):1-1

78) Ngan, P., & Musich, D. (2019). Tomada de decisão sobre o tratamento precoce da classe III.

79) Mitani H, Sato K, Sugawara J. Crescimento do prognatismo mandibular após o pico de crescimento puberal. Am J Orthod Dentofacial Orthop. 1993;104(4):330-336.

80) Campbell PM. O dilema do tratamento da Classe III. Precoce ou tardio? Angle Orthod. 1983;53(3):175-191.

81) Baccetti T, Franchi L, Cameron CG, McNamara JA. Tempo de tratamento para expansão rápida da maxila. Angle Orthod. 2001;71(5):343-350.

82) Baccetti T, Franchi L, De Toffol L, Ghiozzi B, Cozza P. O desempenho diagnóstico da idade cronológica na avaliação da maturidade esquelética. Prog Orthod. 2006;7(2):176-188.

83) Chang FH, Chang JZ. Estratégias de tratamento para pacientes com Classe III em desenvolvimento. Em: Nanda R, editor. Biomechanics and Esthetic Strategies in Clinical Orthodontics (Biomecânica e Estratégias Estéticas em Ortodontia Clínica). St Louis: Elsevier; 2009:243-263.

84) Ngan P, Hu AM, Fields HW. O tratamento dos problemas de Classe III começa com o diagnóstico diferencial das mordidas cruzadas anteriores. Odontopediatria. 1997 Sep 1;19:386-95.

85) Ramirez-Yañez GO. Pistas planas diretas para correção precoce da mordida cruzada. Journal of clinical orthodontics: JCO. 2003 Jun;37(6):294-8.

86) Machado AW, Caldas SG, Maia LG. Correção precoce de uma má oclusão de Classe III em desenvolvimento com um aparelho removível. Dent Oral Craniofac Res. 2016;2(5):359-61.

87) Jirgensone I, Liepa A, Abeltins A. Correção da mordida cruzada anterior na dentição decídua e mista com plano inclinado removível (aparelho de Bruckl). Stomatologija/issued by public institution" Odontologijos studija"...[et al.]. 2008.

88) Littlewood SJ. Má oclusão de classe III. Capítulo 10. Em: Cobourne MT, editor. Orthodontic Management of Developing Dentition: Um Guia Baseado em Evidências. Basileia, Suíça: Springer International Publishing AG; 2017:169-183.

89) Ancoragem esquelética Kumar A, SA, Shetty KS, Prakash AT. Pseudo-Classe III: Diagnóstico e tratamento simplista

90) Ngan P, He H, Wilmes B. Tratamento das más oclusões de Classe III em pacientes em crescimento. Capítulo 4. Tratamento ortodôntico das más oclusões de Classe III. Sharjah: Bentham Science Publishers Ltd; 2014:61-115.

91) Chang FH, Chang JZ. Estratégias de tratamento para pacientes com Classe III em desenvolvimento. Em: Nanda R, editor. Biomechanics and Esthetic Strategies in Clinical Orthodontics (Biomecânica e Estratégias Estéticas em Ortodontia Clínica). St Louis: Elsevier; 2009:243-263.

92) Ash MM, Ramfjord S. Oclusão. 4a ed. Philadelphia: WB Saunders; 1995:377-378.

93) Wiedel A, Bondemark L. Aparelhos ortodônticos fixos versus aparelhos removíveis para corrigir mordida cruzada anterior na dentição mista - um estudo controlado randomizado. Eur J Orthod. 2015;32(2):123-127.

94) Wiedel A, Bondemark L. Um ensaio controlado e aleatório sobre a auto-perceção da dor, desconforto e comprometimento da função dos maxilares em crianças submetidas a tratamento ortodôntico com aparelhos fixos ou removíveis. Angle Orthod. 2015;86(2):324- 330.

95) Wiedel A, Bondemark L. Estabilidade da correção da mordida cruzada anterior: um ensaio aleatório controlado com um seguimento de 2 anos. Angle Orthod. 2016;85(2):189-195.

96) Wiedel A, Norlund A, Petren S, Bondemark L. Uma análise de minimização de custos da correção precoce da mordida cruzada anterior - um ensaio aleatório controlado. Eur J Orthod. 2016;38(2):140-145.

97) Hagg U, DDS, Tse A, Bendeus M, Rabie ABM. Um Estudo de Acompanhamento do Tratamento Precoce da Pseudo Maloclusão de Classe III. Angle Orthodontist, Vol 74, No 4, 2004. Azamian Z, Shirban F.

98) Opções de tratamento para a má oclusão de classe III em pacientes em crescimento com ênfase na protracção maxilar. Scientifica. 2016 Jan 1;2016.

99) Giancotti A, Maselli A, Mampieri G, Spanò E. Tratamento da má oclusão de pseudo-classe III com o Bionator de Balters. Journal of Orthodontics. 2014 Dez 16.

100) Atalay, Z. e Tortop, T. (2010) Efeitos dentofaciais de um aparelho de arco de tração em tandem modificado. Jornal Europeu de Ortodontia, 32, 655-661.

101) Klempner LS. Tratamento ortopédico precoce da Classe III com um aparelho tandem modificado. Journal of Clinical Orthodontics. 2003 Abr 1;37(4):218-23.

102) Carano A, Bowman SJ, Valle M. Um arco labial reverso fixo para tratamento intercetivo moderado da Classe III. Journal of clinical orthodontics: JCO. 2003 Jan;37(1):42-6.

103) Ulgen M, Firatli S. Os efeitos do regulador de função de Frankel na má oclusão de Classe III. Am J Orthod. 1994;105(6):561-567.

104) Seehra J, Fleming PS, Mandall N, DiBiase AT. Uma comparação de duas técnicas diferentes para a correção precoce da má oclusão de Classe III. Angle Orthod. 2012;82(1):96-101.

105) Kidner G, DiBiase A, DiBiase D. Bloqueios gémeos de classe III: uma série de casos. J Orthod. 2003;30(3):197-201.

106) Yang X, Li C, Bai D, et al. Eficácia do tratamento com o regulador de função Frankel na má oclusão de Classe III: uma revisão sistemática e meta-análise. Am J Orthod Dentofacial Orthop. 2014;146(2):143-154.

107) Minase RA, Bhad WA, Doshi UH. Eficácia do bloqueio duplo reverso com protetores labiais-RME e máscara facial com RME no tratamento precoce da má oclusão de classe III. Progress in Orthodontics. 2019 Dec;20(1):1-2.

108) Allafe MS, Shamaa MS, Fouda MA. Correção da Classe III Esquelética pelo Ativador e Máscara Facial de Wunderer. Página inicial da revista: www. nacd. in Indian J Dent Adv. 2018;9(4):203-9.

109) Dt.zge USLU Modifiye SŸnŸf III aktivat.r. Um ativador de Classe III modificadoTurkish Journal of Orthodontics 2007;20:132-147

110) Almeida MR, Almeida RR, Oltramari-Navarro PV, Conti AC, Navarro RD, Camacho JG. Tratamento precoce da má oclusão de Classe III: acompanhamento clínico de 10 anos. Journal of Applied Oral Science. 2011;19:431-9.

111) Franz Günter Sander: Dentale und skelettale Effekte bei der Anwendung de RUckschubdoppelplatte (SIII) für die Klasse-III-Behandlung. Inf Orthod Kieferorthop 2001; 34(4): 345-360.

112) Franz Martin Sander, Michael Ehrenfeld, Norbert Schwenzer: RUckschubdoppelplatte (S-IIIApparatur nach Sander. Kieferorthopadie; 162ff. Thieme Verlag 2011.

113) Gencer D, Kaygisiz E, Yüksel S, Tortop T. Comparação da combinação aparelho de placa dupla/máscara facial e terapia com máscara facial no tratamento das más

oclusões de Classe III. The Angle Orthodontist. 2015

114) Yüksel S, Üçem TT, Keykubat A. Terapia com máscara facial precoce e tardia. The European Journal of Orthodontics. 2001 Oct 1;23(5):559-68.

115) Delaire, J.: L'articulation fronto-maxillaire: Bases teóricas e princípios gerais de aplicação de forças extra-orais posteroanteriores em máscaras ortopédicas, Rev. Stomat. Paris 77:921-930, 1976.

116) Potpeschnigg: Deutsch viertel Jahrschrift fur Zahnheilkunde, 1875, citado em Monthly Review of Dental Surgery 3, 1874-1975, pp.464-465.

117) Delaire, J.: Confeção da máscara ortopédica, Rev. Stomat. Paris 72:579584, 1971.

118) Delaire, J.; Verson, P.; Lumineau, J.P.; Ghega-Negrea, A.; Talmant, J.; e Boisson, M.: Quelques resultats des tractions extraoralesa appui fronto mentonnier dans de traitement orthopedique des malformations maxillo mandibulaires de Classe III et des sequelles osseuses des fente labio- maxillaires, Rev. Stomat. Paris 73:633-642, 1972.

119) Lim LI, Choi JY, Ahn HW, Kim SH, Chung KR, Nelson G. Resultados do tratamento de várias aplicações de força em pacientes em crescimento com má oclusão esquelética de Classe III: Um estudo cefalométrico lateral comparativo. O Ortodontista de Ângulo. 2021 Jul 1;91(4):449-58.

120) Haas, A.J.: Palatal expansion: Apenas o início da ortopedia dentofacial, Am. J. Orthod. 57:219-255, 1970.

121) Haas, A.J.: Expansão rápida do palato: Um pré-requisito recomendado para o tratamento da Classe III, Trans. Eur. Orthod. Soc., 1973, pp. 311-318.

122) Mar;85(2):278-83. McNamara Orthodontics Especialistas em Ortodontia e Ortopedia Dentofacial, máscara facial.

123) Schwarz AM, Gratzinger M. Aparelhos ortodônticos amovíveis.

124) Chung KR, Park YG, Lee YJ, Ko SJ. Tratamento ortodôntico com aparelho em ferradura. Seul, Coréia: Myungmoon; 2001. Philadelphia, Pa: Saunders; 1996

125) Han JH, Baik BJ, Yang YM, Seo JA, Kim JG. Tratamento ortodôntico da má oclusão de Classe III com aparelho em ferradura. J Korean Acad Pediatr Dent 2005;32:675-681.

126) Rhim BS. Estudo cefalométrico dos efeitos do tratamento com o aparelho Horseshoe na má oclusão de Classe III Tese de Mestrado, Universidade Kyung Hee,

Seul, República da Coreia, 2002.

127) Gazzani F, Pavoni C, Giancotti A, Cozza P, Lione R. Desempenho da máscara facial durante a protracção maxilar: uma avaliação da análise de elementos finitos (FEA) da distribuição de carga e tensão na máscara facial Delaire. Progress in Orthodontics. 2018 Dec;19(1):1-5.

128) Lee HJ, Choi DS, Jang I, Cha BK. Comparação dos efeitos da terapia com máscara facial usando ancoragem esquelética e dentária: Um estudo retrospetivo longitudinal. The Angle Orthodontist. 2022 maio;92(3):307-14.

129) Naidu S, Suresh A. Effects of chin cup in the management of class III malocclusion (Efeitos da mentoneira no tratamento da má oclusão de classe III). JIDA. 2018 Oct 1;12(10):39-42.

130) Graber, L. W.: Alterações craniofaciais da má oclusão esquelética humana de Classe III produzidas pela força ortopédica da mentoneira: um estudo cefalométrico longitudinal de três anos, tese de mestrado, Northwestern University, 1973

131) Peter D. Wendell, Ravindra Nanda.The effects of chin cup therapy on the mandible: Um estudo longitudinal.Am J OrthodDentofacialOrthop. abril de 1985Volume 87, Edição 4, Páginas 265-274.

132) Uner O, Yüksel S, Uçüncü N. Avaliação a longo prazo após o tratamento com chincap. Eur J Orthod 1995;17:135-41.

133) Sugawara J. Diretrizes de prática clínica para o desenvolvimento da má oclusão de Classe III. Em: Nanda R., editor. Biomechanics and Esthetic Strategies in Clinical Orthodontics (Biomecânica e Estratégias Estéticas em Ortodontia Clínica). US: Saunders; 2005. pp. 211-263

134) Graber, T. M., Chung, D. D. B., e Aoba, T. J.: Dentofacialorthopedics versus orthodontics, J. Am. Dent. Assoc. 75: 1145-1160, 1967.

135) Mitani H, Fukazawa H. Efeitos da força chincap na altura e quantidade de crescimento mandibular associado à oclusão anterior invertida (má oclusão de Classe III) durante a puberdade. Am J OrthodDentofacialOrthop. 1986;90:454- 463.

136) Ritucci R, Nanda R. O efeito da terapia da mentoneira no crescimento e desenvolvimento da base do crânio e da face média. Am J OrthodDentofacialOrthop 1986; 90: 475-83.

137) Deguchi T, Kuroda T, Minoshima Y, et al. Caraterísticas craniofaciais de pacientes

com anomalias de classe III: alterações relacionadas com o crescimento e efeitos da terapia com chincup a curto e longo prazo. Am J OrthodDentofacialOrthop 2002; 121: 84-92.

138) Ko Y, Baek S, Mah J, Yang WS. Determinantes do sucesso da terapia com chincup em má oclusão esquelética de Classe III. Am J OrthodDentofacialOrthop. 2004;126:33- 41.

139) Tahmina K, Tanaka E, Tanne K. Morfologia craniofacial em pacientes com má oclusão de Classe III tratados ortodonticamente com resultados de tratamento estáveis e instáveis. Am J OrthodDentofacialOrthop. 2000;117:681-690.

140) Karamanli B, Karamanli A. Avaliação dos efeitos do aparelho chincup nas estruturas craniofaciais através da análise de elementos finitos. APOS Trends in Orthodontics. 2017 Sep 1;7(5):219-.

141) Alarcón JA, Bastir M, Rosas A, Molero J. O tratamento Chincup modifica a forma mandibular em crianças com prognatismo. Am J Orthod Dentofacial Orthop. 2011;140:38-43.

142) Wendl B, Stampfl M, Muchitsch AP, Droschl H, Winsauer H, Walter A, et al. Efeitos esqueléticos e dentários a longo prazo do tratamento com máscara facial versus tratamento com chincup em pacientes de classe III: Um estudo retrospetivo. J Orofac Orthop. 2017;78:293-99.

143) Ritucci R, Nanda R. O efeito da terapia com chincup no crescimento e desenvolvimento da base do crânio e da face média. Am J Orthod Dentofacial Orthop. 1986;90:475-83.

144) Basciftci FA, Korkmaz HH, Uşümez S, Eraslan O. Avaliação biomecânica do tratamento de chincup com vários vectores de força. Am J Orthod Dentofacial Orthop. 2008;134:773-81.

145) Tanne K, Lu YC, Tanaka E, Sakuda M. Alterações biomecânicas da mandíbula devido à força ortopédica do chincup, estudadas num modelo tridimensional de elementos finitos. Eur J Orthod. 1993;15:527-33.

146) Frankel, R.: Retrusão maxilar na Classe III e tratamento com o corretor de função III ,Trans. Eur. Orthod. Soc. 46:249-259,1970.

147) McNamara, J.A. Jr. e Huge, S.A.: O regulador funcional (FR-3) de Frankel, Am. J. Orthod. 88:409-424, 1985.

148) Klempner LS. Tratamento ortopédico precoce da Classe III com um aparelho tandem modificado. J Clin Othod 2003;37(4):705-711.

149) Liou EJ. Protracção maxilar ortopédica dentária em pacientes de Classe III. Journal of clinical orthodontics: JCO. 2005 Feb 1;39(2):68-75

150) Do-deLatour TB, Ngan P, Martin CA, Razmus T, Gunel E. Efeito da expansão e contração alternadas da maxila na protracção da maxila: um estudo piloto. Hong Kong Dent J 2009;6:72-82.

151) Franchi L, Baccetti T, Masucci C, Defraia E. Alt-RAMEC precoce e protocolo de máscara facial na má oclusão de Classe III. J Clin Orthod 2011; 45:601-9.

152) Masucci C, Franchi L, Giuntini V, Defraia E. Efeitos a curto prazo de um protocolo Alt-RAMEC modificado para o tratamento precoce da má oclusão de Classe III: um estudo controlado. Orthod Craniofac Res 2014;17: 259-69.

153) Liu W, Zhou Y, Wang X, Liu D, Zhou S. Efeito da protracção da maxila com expansão e constrição palatinas rápidas alternadas versus expansão isolada em pacientes com retrusão maxilar: um ensaio controlado aleatório de centro único. Am J Orthod Dentofacial Orthop 2015;148:641-51.

154) Wilmes B, NienkemperM, Drescher D. Aplicação e eficácia de um dispositivo de expansão palatina rápida suportado por mini-implantes e dentes: o hyrax híbrido. World J Orthod 2010;11:323-30.

155) De Clerck HJ, Proffit WR. Modificação do crescimento da face: uma perspetiva atual com ênfase no tratamento da Classe III. Am J Orthod Dentofacial Orthop. 2015;148(1):37-46.

156) Kamath A, Sudhakar SS, Kannan G, Rai K, Athul SB. Protracção maxilar ancorada no osso (BAMP): Uma revisão. Bone. 2022;11(1):8.

157) Baik, H.S., Jee, S.H., Lee, K.J. e Oh, T.K. (2004) Efeitos do tratamento com o regulador funcional III de Frankel em crianças com más oclusões de classe III. American Journal of Orthodontics and Dentofacial Orthopedics, 125,294-301.

158) Ngan P, Wilmes B, Drescher D, Martin C, Weaver B, Gunel E. Comparação de dois protocolos de protracção maxilar: tratamento com máscara facial de protracção dentária versus tratamento com máscara facial de protracção ancorada no osso. Prog Orthod. 2015;16(1)

159) Martina R, D'Antô V, De Simone V, Galeotti A, Rongo R, Franchi L. Resultados

cefalométricos de um novo aparelho ortopédico para o tratamento da má oclusão de Classe III. Jornal Europeu de Ortodontia. 2020 Abr 1;42(2):187-92

160) Atalay, Z. e Tortop, T. (2010) Efeitos dentofaciais de um aparelho de arco de tração em tandem modificado. Jornal Europeu de Ortodontia, 32, 655-661.

161) Cozza, P., Baccetti, T., Mucedero, M., Pavoni, C. e Franchi, L. (2010) Efeitos do tratamento e pós-tratamento de uma máscara facial combinada com um aparelho bite-block na má oclusão de Classe III. American Journal of Orthodontics and Dentofacial Orthopedics, 138, 300-310.

162) Liou EJ. Pensamentos fora da caixa: Questões não resolvidas em pacientes em crescimento de Classe III. APOS Trends Orthod 2021;11(1):1-3.

163) Martina S, Martina R, Franchi L, D'Antô V, Valletta R. Um novo aparelho para o tratamento da Classe III em pacientes em crescimento: pushing splints 3. Relatos de casos em odontologia. 2019 Nov 11;2019.

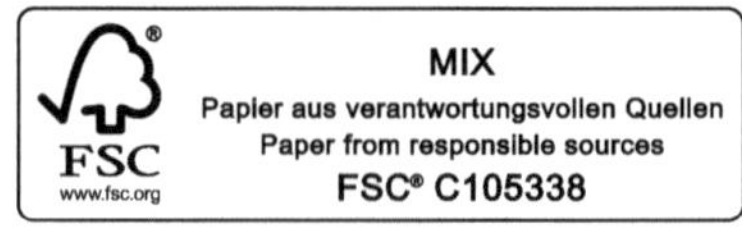

Printed by Books on Demand GmbH, Norderstedt / Germany